U0340035

（澳）玛格丽特·萨瑟◎著　（澳）乔治·麦凯尔◎绘

杨淼　唐大旻◎译

Smart Start
越动越聪明

How Exercise Can Transform
Your Child's Life

长江出版传媒 ｜ 长江文艺出版社

图书在版编目（ＣＩＰ）数据

越动越聪明 / （澳）玛格丽特·萨瑟著 ；杨淼，唐
大旻译. -- 武汉：长江文艺出版社， 2021.11
　　ISBN 978-7-5702-2091-5

　　Ⅰ．①越… Ⅱ．①玛… ②杨… ③唐… Ⅲ．①婴幼儿
－健身运动 Ⅳ．①R174

中国版本图书馆 CIP 数据核字(2021)第 081906 号

SMART START: HOW EXERCISE CAN TRANSFORM YOUR CHILD'S LIFE
by
MARGARET SASSé (ILLUSTRATOR GEORGES MCKAIL)
Copyright:© Margaret Sassé

This edition arranged with EXISLE PUBLISHING
through Big Apple Agency, Inc., Labuan, Malaysia.
Simplified Chinese edition copyright:
2021 Changjiang Literature and Art Publishing House
All rights reserved.

越动越聪明
YUE DONG YUE CONGMING

责任编辑：梅若冰　　　　　　　　　　责任校对：毛　娟
装帧设计：天行云翼·宋晓亮　　　　　责任印制：邱　莉　杨　帆

出版：长江出版传媒 ｜ 长江文艺出版社
地址：武汉市雄楚大街 268 号　　　　邮编：430070
发行：长江文艺出版社
http://www.cjlap.com
印刷：武汉中科兴业印务有限公司

开本：710 毫米×970 毫米　　　1/16　　印张：12　　　　插页：1 页
版次：2021 年 11 月第 1 版　　　　　2021 年 11 月第 1 次印刷
字数：146 千字

定价：28.00 元

▼

------------------------------------▼------------------------------------

谨以此书献给玛丽·路易·谢尔博士
(1934—2000)和让·里格比(让曾任"成功新
起"机构负责人30年之久,他于1996年去世)。
他们以及其他很多为人父母的杰出研究者,对
20世纪70年代到80年代KindyROO婴幼儿启
育中心的发展影响深远。

推荐序

KindyROO婴幼儿启育中心在中国推行玛格丽特·萨瑟女士的婴幼儿体操教学法,指导家长如何从宝宝出生就开始同宝宝做游戏,让宝宝健康、快乐地成长。

近年来,我国青少年身体素质下降,弱不禁风,其中最关键的原因就是从婴儿期开始缺乏身体锻炼。宝宝的爸妈,四个老人,再加保姆,严重过度保护,致使宝宝能力发展严重受限。这些宝宝运动落后,认知和语言也相应落后,随之智能也会落后。萨瑟女士推行的经过30多年行之有效的婴幼儿体操教学法正好可以弥补这方面的不足,使婴幼儿在与父母的互动下得以健康成长,很值得普及应用。

萨瑟女士总结了她毕生的经验,将促进婴幼儿大脑发育的运动、音乐、感官刺激以及父母参与等因素汇总而写出的一本书贡献给新的父母,使更多的婴幼儿和家庭受益。大力号召父亲参加体操游戏,这将会使宝宝以后学习得更专注,更能提升学习成绩。

目前大多数的宝宝缺乏运动,小胖墩增多。应当增加户外活动,在大自然环境中探索,享受运动和游戏的快乐。按照萨瑟女士的指导做好各项活动,能帮助宝宝的身体健康成长。这本书将会对许多家庭都有普及性的操作指导意义。

区慕洁

国家计生委,早期教育培训部顾问

关心下一代委员会国网早教部顾问

优生科学协会理事

中文序

在预防幼儿学习障碍和行为障碍的神经发展学领域，玛格丽特·萨瑟是一位先行者。她倾尽三十年之心力，在澳大利亚和全世界建立了数百家KindyROO婴幼儿启育中心，推广独一无二的家庭教育和早期教育项目。玛格丽特比其他人更早地关注到早期教育的重要性，她认为，特定的运动、音乐、感官刺激以及父母的参与和认识，是促进儿童脑部健康发育的关键因素。因此，玛格丽特独立创业，义无反顾地投身于这项事业。

因为对澳大利亚的儿童和家庭贡献卓著，她获得了2002年澳新军团社区服务奖，两次被提名为"澳洲电信杯"澳大利亚年度商业女性。2009年3月，KindyROO婴幼儿启育中心荣获"代表北京最高教学水平的国际早教机构"称号。玛格丽特于2009年5月去世，本书是她的遗作。她决心通过此书，让世界上更多的父母有机会了解，怎样为孩子奠定快乐和成功的人生。

为了让此书在中国面世，KindyROO大中华总部副总裁兼教育总监杨淼与尹威老师在翻译上做出了很大贡献，她们让此书更加符合中国读者的阅读习惯。

简·威廉姆斯（玛格丽特之女）
KindyROO婴幼儿启育中心负责人

目　录

 第一阶段：0岁到6个月

 第二阶段：6个月到1岁

第三阶段：独立行走到1岁半

第四阶段：1岁半到2岁

第七阶段：3岁半到4岁半

第八阶段：4岁半到5岁半

前　　言

　　玛格丽特·萨瑟女士是KindyROO婴幼儿启育中心的创始人，也是强调运动在孩子成长中以及在父母生命中的价值的国际权威中的先驱。去年我曾亲自拜访KindyROO婴幼儿启育中心，并参加了几节育儿课程，非常有趣。孩子们乐在其中，兴奋地运动着他们的小身体，并学到了重要的学前阅读与语言能力。

　　有意思的是，带宝宝来上课的多数是父亲。一般的看法总认为，比起母亲来，父亲并不太懂怎么和幼儿互动。但是，各种研究都证明，父亲在幼儿成长过程中的积极参与，对宝宝日后学习上的成功十分关键。

　　目前，全世界父母面对着一个共同的问题：宝宝总是运动不足。放眼望去，我们身边的小胖墩越来越多，而肥胖也日益成为威胁宝宝身心健康与学习的一大问题。运动、玩耍和接触大自然对于宝宝的身心发育至关重要。所以，读到这本书的父母们，多和你们的宝宝一起玩耍运动吧！这本书会给你们很多有用的建议和实用的经验，帮助你们和宝宝一同享受成长的快乐，从他呱呱坠地一直到读完幼儿园。你们将会和宝宝一起，收获欢笑和美好的回忆。

弗朗西斯·佩吉·格拉斯古

美国田纳西州纳什威尔市范得比尔特大学儿科教授

术 语 列 表

概念认知(Concept development)：教育学术语。本书中，"概念"指的是诸如上、下，前、后，宽、窄等基本抽象观念的术语。本书一共用到78个与身体、运动、强度、速度、方向和空间有关的概念。

交叉式运动 (Cross-pattern movement)：标准的走路姿势，右臂和左脚向前，然后是左臂和右脚。这也是跑步、投掷和其他单独动作的标准姿势。

外方向感(Directionality)：指对于身体以外空间的方向认知能力。外方向感和单侧运动时常被混淆。

精细运动技能(Fine motor skills)：往往依赖于大运动技能，它指的是通过运用身体里较小的肌肉群来运动，如使用铅笔和其他小型工具的能力。眼睛的运动依靠的是控制视觉追踪的小肌肉。

大运动技能 (Gross motor skills)：大幅度的肢体动作，如双脚跳、单脚跳、走、爬等。

抑制 (Inhibition)：指的是得到控制而不是去除特有的原始反射。未得到抑制的原始反射可能会阻碍婴孩的能力发展和学习。当然，突发情况和疾病都有可能使已经得到控制的原始反射重新出现用来维持生命。

身体单侧运动(Laterality)：在孩子发育过程中，这是指宝宝运用单侧肢体完成某些动作，以及双侧肢体协调完成综合动作的能力。例如使用剪刀就需要一手操作剪刀，另一手固定要剪的物体。身体单侧运动也是空间感的基础。此外还有身体双侧对称运动，比如骑滑板车的时候，就需要年幼的宝宝用双脚同时蹬地前进；这种两侧肢体做相同事情的运动能力被称作身体双侧对称运动。

原始反射 (Primitive reflexes)：原始反射是在胎儿阶段形成并持续到出生之后的无意识运动。原始反射源自人类生存本能，比如吮吸，它出现在高一级别大脑的链接发育之前，并为日后自主控制的技能提供基本的训练。在提供给孩子充足刺激的有利环境下，原始反射才会被自主控制的运动所代替。

姿势反射 (Postural reflexes)：姿势反射产生于原始反射之后，并将陪伴人类一生。姿势反射分很多种，例如倒立的时候，手臂会自动下垂，这是降落伞反射；快要失去平衡的时候，两侧肢体会互相配合来重新获得平衡，这是平衡反射。

感觉统筹（Sensory integration）：大脑将从眼、耳、皮肤、鼻子、舌头、肌肉和关节等处接收到的外界信息统筹运用，并成为孩子以后发展的基础。

感官运动知觉活动 (Sensory motor perceptual activities)：所有的感觉刺激一起传达到大脑(听觉、视觉、触觉、味觉以及体内的肌肉和韧带收到的各种信号)，并且产生对事物的认识或对事物的理解，叫作知觉。

循序通路 (Sequential pathways)：循序指按照顺序。在协调中产生的一系列有序动作，或者因听觉需要，再或者因机械式学习，对大脑产生刺激，从而产生一些特定的神经"轨迹"，我们称之为循序通路。

时间意识（Temporal awareness）：指对频率、时间和一系列运动、动作或节奏次序的认识。

内耳前庭刺激（Vestibular stimulation）：通过内耳液体的流动，对内部千千万万细胞产生刺激，这些内耳小细胞对人类的空间认知至关重要，在感觉整合中也发挥着很大的作用。

视觉认知 (Visualisation)： 大脑拥有"看到"记忆中事物的能力。有了视觉认知的能力，大脑就可以记忆运动的模式、一系列声响的次序、物体的外观触觉，这包括文字和字母的排列。

视觉跟踪 (Visual tracking)： 不转动脑袋，仅用视线来跟踪运动物体的过程。

注：本书讲述的所有理念和方法既适用于男孩，也适用于女孩。为了表示公平，在第1、3、5、7阶段的章节里我用男孩来举例，而在第2、4、6、8阶段的章节里我用女孩来做例子。插图中则既有男孩也有女孩。书中所有训练都不分性别。

幼儿身心发展的螺旋图示

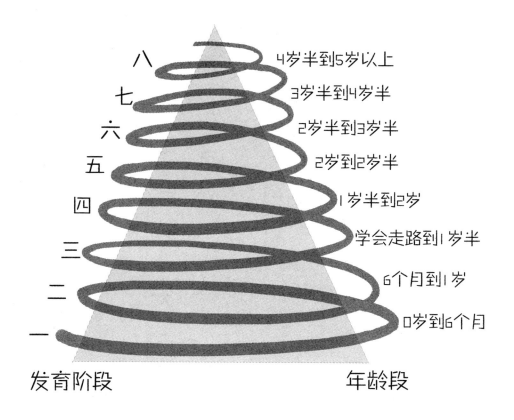

八　4岁半到5岁以上

七　3岁半到4岁半

六　2岁半到3岁半

五　2岁到2岁半

四　1岁半到2岁

三　学会走路到1岁半

二　6个月到1岁

一　0岁到6个月

发育阶段　　　　　　　年龄段

序

这本书旨在帮助父母充分利用宝宝大脑发育过程中最重要的阶段,即幼儿时期,提升宝宝的智力水平:当然,大脑的发育是一个持续一生的漫长过程,更和外界的种种刺激关系密切。

从受孕开始,自然规律就为每一个人提供了一个自然的、既定的、有序的成长步骤。我们会做的最初的肢体动作被称为反射。反射刺激我们的大脑,加速大脑里面通路的形成,最终使我们产生自主的运动能力和学习能力。

本书中的各种肢体运动是按照人类发育的自然顺序编排的,会为宝宝日后成功学习奠定良好的基础。宝宝的成长有快有慢。理想地说,所有的孩子都会经历这个正常、有序并可预知的发展阶段。

各位家长完全能够为宝宝的发展提供更好的机会,更可以通过本书中提到的各项活动参与宝宝的成长过程。根据宝宝的年龄,本书中描述的种种按摩、内耳前庭刺激以及其他的只需10分钟就能完成的亲子活动,都可以而且应该每日进行多次。等宝宝大一些,开始蹒跚学步之后,和他做这些活动就不那么容易了。例如,在和孩子做游戏或者阅读孩子喜欢的书籍时,必须循序渐进而且增加活动的趣味性,才能得到宝宝的配合。我们强烈建议家长,每天固定时间进行几次亲子活动,每次10分钟。

注意,每种单项运动不应该超过2分钟,做的时候,速度一定要慢。请记住:强度、频率和持续时间是决定一项活动效果的关键因素。此外,不论是哪一种运动,最重要的是要不断重复,直到宝宝可以本能地自己重复那些动作。如果孩子成长发育过程中在哪里出现问题并延迟发展，那么训练强度、频率和持续时间就是相当关键的因素了。

营　养

食物和营养对于宝宝的身心发育有很大影响。这里我们谈到的营养知识适用于孩子早期发育的各个阶段。

食物为一切身体和大脑的活动提供能量，它是成长的引擎、能量的来源、细胞修复和荷尔蒙分泌的原动力。食物的质量和品种，以及进食的时间，都会影响到宝宝的身心发育、健康状况和学习能力。值得注意的是，比起不动的时候，运动的时候能量可以发挥更大的作用。

每当家长们关注孩子的身心发育、学习能力和行为举止时，都要特别注意现在充斥于各种食品中的人造色素、食品添加剂和过量的蔗糖。实验证明，很多化学成分和食品种类会引发宝宝长期的行为和学习障碍。为了宝宝的健康着想，希望家长们能严格控制宝宝对人工色素、防腐剂和过量糖分的摄入。

此外，宝宝对于常见的食物产生不良反应的情况也屡见不鲜。例如，有些宝宝对小麦制品过敏，有些对奶制品过敏。浆果和核果类食品所含的水杨酸盐，也会导致一些宝宝大脑不清醒和行为混乱。

一直以来都有人主张，食品中的化学成分的害处被夸大了，但无数家长的亲身体验已经证明，有些化学成分的确会导致宝宝的不良反应。有人认为宝宝的不正常行为是由父母的疏忽导致的，这种看法无论对宝宝、家庭还是社会，都是不公平的。举例来说，食品中的一点点添加剂同样可以对孩子产生不良的影响。例如蔗糖，一些食品生产商无须在包装标注就可以将少许糖分添加到食品当中。

食物对宝宝的影响如此之大，以至于有些患食物和化学品过敏症的宝宝，其症状的严重程度，竟然和泛自闭症障碍以及注意力缺乏多动症的症状类似。如果您发现宝宝表现出咬人、讲脏话和踢人，无法集中注意力，感觉过度敏感，沉浸在自己的世界里停止和他人交流等症状，就得当心，这也许是孩子摄入了过量化学物质的表现。

就我的经验来看，即便给宝宝提供运动刺激训练，也几乎无法消除由不恰当饮食和食物不良反应引起的各种成长问题。

再次提醒各位家长，一定要注意宝宝的饮食！

如需了解更多关于食物添加剂和化学物质敏感知识，您可以访问一个关于"食物不耐受"的专题网站Food Intolerance Network(www.fedupwithfoodadditives.info)。

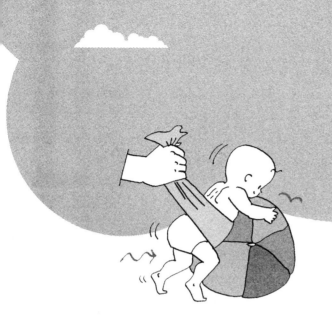

第一阶段

0岁到6个月

基 础 活 动

● 母乳喂养是最自然的，但并不是每个母亲都有条件哺乳。

● 如使用婴儿配方奶粉，一定要咨询医师。

● 如使用奶瓶喂奶，请左右侧轮换喂奶，这对于刺激宝宝两侧的身体是很重要的，而且允许宝宝在吃奶的时候抓住妈妈胸前的衣服。

将宝宝面朝上抱起

平着抱起宝宝，使宝宝的头部枕在一边手臂的臂弯处，左右两手轮流来，分别做3—5次。

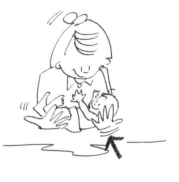

将宝宝面朝下抱起

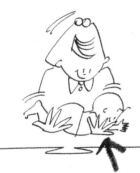

和前面的动作基本一致，这一次，让宝宝背朝上，俯视地面。

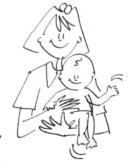

将宝宝以坐姿抱起

让宝宝坐在您的手臂上，用另一只手搂住宝宝的身体，使他的背部紧靠您的身体。

在宝宝出生后，有人说出生五天后，尽早让宝宝在醒着的时候俯卧，让他们对于这个姿势习以为常，使新生儿应有的"蠕动反射"重复出现。这对于抑制新生儿无意识原始反射是非常重要的。此外，俯卧也能够加强宝宝的颈部肌肉，这对于抑制原始反射及使婴儿期的自主运动得以发展也是至关重要的。

帮助您的宝宝成长

- 出生的时候，宝宝大脑里的听觉通路比视觉通路发展得更为完善。
- 在宝宝睡觉的时候，可以播放轻柔低沉的音乐或弄出自然的声响。
- 舞蹈可以培养节奏感。跟着音乐边唱边跳——注意要随节拍舞动，
- 一切协调动作都需要节奏感，能起到促进语言和说话能力发育的作用。
- 每天给宝宝读有简单节奏感的故事和重复性较强的童谣。
- 慢慢地给宝宝做按摩及运动，能够使信息准确地通过中枢神经系统传达到大脑。

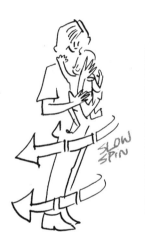

　　婴儿喜欢舒缓的带有节奏感的舞蹈。这种舞蹈既有按摩作用，又能刺激他的内耳前庭。舞蹈的基础原理包括空间感、体裁、节拍感、流畅性和节奏感，又体现了丰富的情感活动。抱着婴儿跳舞可以帮助宝宝提高平衡能力、空间认知和身体意识。2—3个月以下的幼儿颈部肌肉还未发展到可以支起他的头，所以婴儿的家长在跳舞的时候要注意用手辅助支撑宝宝的头部。

建立情感纽带

　　不管是按摩、摇晃还是抱着宝宝跳舞，都可以增强亲子间的情感联系。当您充满爱意地跟宝宝讲话或唱歌的时候，一定要直视宝宝的眼睛。

　　唱歌的时候，请随着节拍轻拍宝宝的身体。

　　一定要买一张可以摇晃的婴儿床。

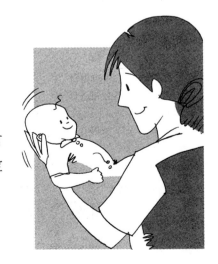

抑制原始反射

● 学习认识和运用自己的肢体是婴儿进行运动的先决条件。

● 运动刺激大脑的发育，婴儿初期的运动(非自主性运动)是原始反射的结果，原始反射是在妊娠初期形成，并在出生后显现出来的。

● 很多反射参与到宝宝的发育过程中。

● 通过按摩宝宝的皮肤及刺激皮肤下面位于关节、肌肉、韧带、内耳的神经末梢，可以使原始反射得到自主控制。

蠕动反射

这一原始反射在出生前就产生了，并将持续到宝宝出生后3—4个月大的时候。该反射对于宝宝的成长有极其重要的作用。

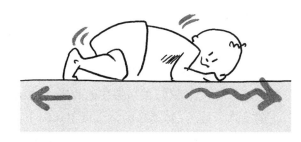

家长们应该能观察到，当把宝宝置于俯卧姿势时，宝宝会自动向前蠕动。等宝宝长到2岁以后，还可以让他模仿虫子的姿态向前蠕动，这个动作可以促进他对两侧身体的认知和掌握。

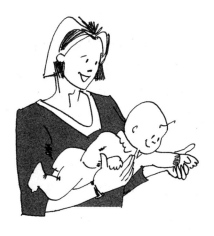

颠动和摇摆

当宝宝4周大的时候，让宝宝俯卧，用手稳固地托住宝宝的前胸，并引导他做向上抬头的动作。这个动作可以加强宝宝颈部和肩部的肌肉群，也有助于他尽早抑制原始反射——原始反射和头部的运动密切相关。

所以，要经常通过这个姿势来颠动和摇摆宝宝。

按摩，按摩，按摩……

- 宝宝出生后要尽可能早地对他进行身体按摩。

- 宝宝出生后就可以听、看并感觉事物，但无法理解自己所听到、看到和感觉到的一切。

- 按摩没有定规，顺其自然，用自己和宝宝都感觉舒服的方式来做就好。

- 一边轻拍和按捏宝宝的身体，一边微笑着对宝宝唱儿歌。

- 按摩之前，将宝宝的衣物除去，并把他放在一块温暖的毛巾上。

- 确保按摩乳、您的手、房间的温度都温暖宜人。

- 动作尽量轻柔，给宝宝翻身时要特别注意支撑宝宝的头部。

全身放松运动

将宝宝平放在一个气不是很足的大充气球上，球表面的轻微颠动可以让他充分地放松。握住宝宝的手臂，做缓慢轻柔的开合动作，然后握住他的腿，做抬起放下的动作。最后，轻柔地给宝宝做引体向上的动作，增强他的肌肉张力，过程中需要注意给予宝宝的头颈足够的支撑。这些动作都可以让宝宝的肌肉和韧带得到锻炼。

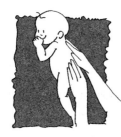

按摩宝宝的腹背

在宝宝的腹部顺时针画圈按摩，然后双手从腰部沿体侧下滑。将宝宝翻转成俯卧，从背部轻拍其全身，接着再一次给宝宝翻个身，注意支撑好头部。然后沿着宝宝的脊椎和后背慢速由上到下做画圈动作，到了臀部，可以拍打数次。

大脑掌控着学习。自然规律为宝宝成长所预定的有序的运动发展过程将会协助大脑的发育。到了2个月左右，便可以用更多的按摩手法，例如用指头轻拍，也可以使用不同制材的物品做按摩。

……再多些按摩吧

- 注意将轻柔的抚摸和更用力的拍打或按压相结合。
- 可以轻吹宝宝的手掌和其他身体部位。宝宝喜欢被轻风抚摩的感觉。
- 音乐、哼唱和歌唱都能够有效地刺激大脑和听觉的发展，您可以试着自己编一首歌，帮助宝宝认识自己的身体部位。儿歌中包含音乐节奏。

轻度的按摩可以给神经末梢提供触觉和运动刺激，使宝宝对自己身体各个部位产生初步的意识。

按摩头部和胸部

双手从头滑动到脚趾，给宝宝做抚触。轻轻在头上画圈按摩，用双手盖住他的头顶，轻柔地按摩头部。用更轻的动作轻拍宝宝的脸部，注意在眼睛和鼻子的部位改用指头。

从胸廓中间向两侧做抚触按摩，然后从肩膀跨越中线到另一侧胯部。

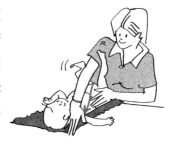

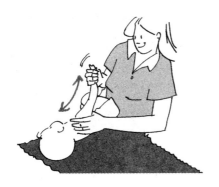

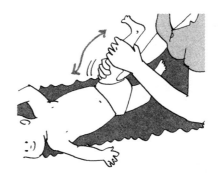

按摩手臂

在全身抚触后进行。

从手部沿着手臂按摩到肩部，

注意手心和每个手指都要按摩到。

按摩腿和脚

用大拇指按摩足背，

再往上按摩到脚踝。

注意转动和按捏每个脚趾。

2—3个月的婴儿运动

● 给宝宝喂奶的时候，注意引导宝宝做抓取和吮吸的反射动作。您可以看到，喝奶的时候，宝宝的双手会自动地一开一合。不过如果这种反射到了上学的年纪还有残留，便可能成为阻碍宝宝学习写字的因素。

● 如果用奶瓶喂奶，一定要注意像母乳喂养一样，左右两个方向换着喂奶，好让宝宝的两侧身体都得到相同的运动刺激。

2—3个月宝宝的腿部、腹部运动

坐在椅子上，将宝宝面朝上放在膝上。此时，抬高宝宝的臀部会令宝宝不自觉地抬高并弯曲两腿，而放下臀部，他的腿也会自动放下并伸直。这个活动会加强宝宝腹肌能力，为未来的运动做好准备。

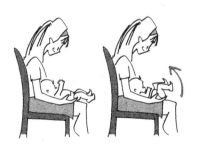

动作一定要轻，太重的动作会把宝宝弄哭！可别给宝宝幼小的心灵留下阴影。抱宝宝的时候，既要轻，又要很好地固定住宝宝的身体确保他不会掉下来。特别要支撑保护好宝宝的头颈部。较弱的肌肉力量会导致协调不良，因为肌肉力量缺乏会使身体的各个部位不能同时运动。摇晃宝宝的身体可以刺激控制肌肉紧实和身体平衡的器官，也可以加强颈部肌肉力量，更好地控制头部。

左右摇晃

把宝宝面朝上平放在毛巾上，抓住他的手，左右摇晃他的身体，这时宝宝的头会随着左右摆动而相应地晃动，但要注意，摆动角度不要超过45度。

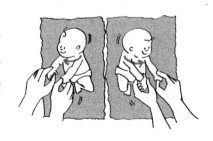

婴儿运动

俯卧对于强健婴儿的头部、颈部和肩部肌肉，抑制原始反射，有着至关重要的作用。如果您的宝宝有吮吸困难，请及时请教医生。如果您的宝宝喝的是奶粉，则需要格外注意宝宝有无哭泣不止或皮疹之类的不良反应，这些不良反应表示他的体质并不适应这种配方奶粉。

轻柔地帮宝宝练习翻身

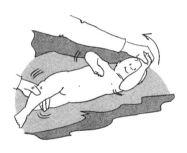

当宝宝仰躺的时候，弯曲他的一条腿(此时他同侧的手臂会自然蜷起于胸前)，并推动该腿使其膝盖跨越到身体另一侧，就可以安全地给宝宝翻身了。宝宝可能会轻微地抬起头，这对强化颈部肌肉有好处。您可以

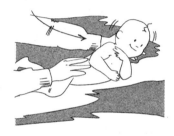

多翻动几次，从仰位到俯位，再反过来，如此数次。注意，翻动过程中一定要用手稳住宝宝的头部。

手臂的动作

可以慢慢地把宝宝的手臂同时举起再放下，交替抱胸和展开。这个活动也适合几个月大的婴儿。

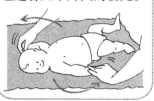

仰位推移运动

这种运动能激发宝宝的蹬踏反射。您可以使用一条拧成粗条状的毛巾，或者就用手掌，轻轻推挤宝宝的脚底，这样他就自然地往外踢腿。

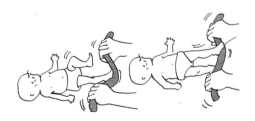

这些运动的作用是放松宝宝的四肢，锻炼他的肌肉张力以及身体意识。要达到最佳效果，就得保证宝宝充分伸展肢体，但同时注意，不要过分用力勉强宝宝。婴儿运动应该是舒缓和轻柔的。

内耳前庭刺激

内耳的结构非常复杂,它负责协调人体的平衡感、听觉、地心引力感和运动能力。

宝宝内耳前庭系统需要您提供刺激的机会。内耳前庭训练对抑制原始反射和发展平衡能力至关重要。内耳前庭所获得的感官信息对于姿势控制、身体意识、空间感、深度感至关重要。

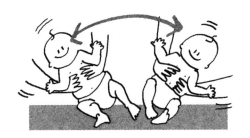

向两侧晃动宝宝身体

使宝宝处于坐姿,左右晃动他的身体。注意,抓稳咯!

前后及左右摇晃

夫妻两人各牵住毯子的一头,做成一个小吊床,把宝宝放在其中,就可以来回地摇晃宝宝啦。

KindyROO提示:不要在喂奶后马上进行。

前后晃动

到了宝宝2—3个月的时候,就可以进行前后方向的摇晃了。这种运动可以训练宝宝运用颈部肌肉支撑头部,但要注意保护好宝宝的头,绝不可动作过猛。

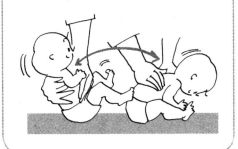

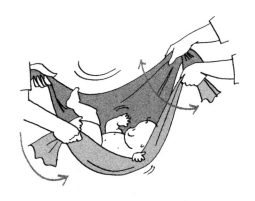

地板也是运动场

如果宝宝躁动不安，往往是因为身体不舒服，例如有湿疹、皮疹、便秘、腹泻、反复性耳部感染、扁桃体发炎或是呼吸系统有炎症。发生这些状况时，请及时咨询医生或幼儿保健专业人士。

以下的运动可以锻炼宝宝的颈部肌肉群，可以在换尿布后连做数次，做的时候请注意，动作要轻柔。

如果缺乏良好的颈部肌肉张力，那些刺激婴儿早期运动与发展的原始反射会妨碍颈部发挥其应有的功能。

四周大的宝宝就能做的蹬踏运动

让宝宝面朝下俯卧，两腿稍弯曲，用一只手掌同时抵住宝宝的双脚。出于本能，宝宝会蹬腿，把自己往前推进。这个动作便是腹部着地匍匐爬行动作的雏形。要让蹬踏运动发挥最大效力，可以只令宝宝的双腿微微弯曲，接近挺直。每次运动时间可保持在半分钟到一分钟。短时多次是最有效的。

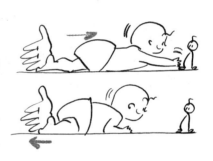

翻来滚去

这个动作可以在地毯上进行。宝宝越早开始转动头部，就越早能够用眼睛追踪目标物体。花铃棒就是帮助宝宝学习转头的一个好选择。转动的主要目的就是鼓励宝宝抬头，锻炼其颈部肌肉。

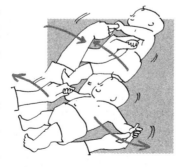

所有这些运动都会帮助宝宝抑制原始反射，从而诱发自主运动。俯卧对宝宝的发育有着很大意义。宝宝几周大的时候就可以趁他醒着的时候，让他面朝下俯卧一会儿，很快他就会适应这个姿势来玩耍了。

俯卧练习

● 婴儿喜欢别人读书给他听，尽管听不懂，但他喜欢音调的跌宕起伏，特别是一个亲切的声音带来的安全感，也喜欢看着书页被翻动。

● 要尽可能多地拥抱宝宝。

● 当宝宝醒着的时候，俯卧有助于刺激耳朵和鼻子里液体的排出，这些液体有可能造成耳道堵塞及感染。

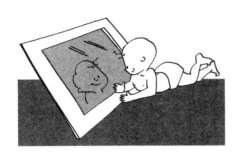

照镜子

可以把一面镜子竖在宝宝面前，引导宝宝观察自己以及您的影像，这样宝宝就不得不抬起头。记住：对于宝宝来说抬起头是很困难的，所以哪怕只有几秒钟都是很有价值的。

给宝宝一个支撑

可以在宝宝的腋下垫上一个圆筒形抱枕，让他腾出手来玩。这会让宝宝觉得趴着很有意思。

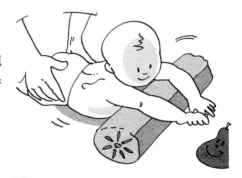

俯卧可以鼓励宝宝运动身体，从而刺激大脑通路的形成。老是让宝宝躺着会抑制宝宝的运动，阻碍宝宝对自己双侧身体的运用。只有肌肉和韧带的神经末梢受到足够刺激，他才能学习和发展。多让宝宝趴着吧，即使每次只有1分钟。

大脑刺激练习——舞蹈

舞蹈和音乐是日常生活的重要部分。即使在早期婴儿时期，歌曲便已经可以锻炼宝宝的节奏感、记忆力和协调性。内耳的神经末梢得到刺激后，会向大脑发送信息，帮助发展婴儿的平衡感、身体意识、空间意识和肌肉张力。

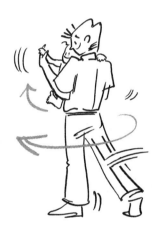

抱着宝宝颠动、摇摆、旋转和哼歌的时候，注意调低电视或收音机的音量。舞蹈可训练宝宝模仿、重复、协调的能力，并学会跟着音乐的节奏及表达的情感舞动身体。还在母体里的时候，胎儿就开始接受颠簸和晃动，长达九个月之久，出生后的舞蹈动作，是对胎儿时期运动方式的再现。温柔地紧紧抱住宝宝，注意保护他的头，这样跳舞的同时宝宝还能得到视觉刺激。

可以加入集体亲子活动，和其他的父母宝宝一起，围成一个圈跳舞，把宝宝抱在胸前。采用多种方式带着宝宝进入圈的中央再退回来，例如轻摇、跺脚、举起跑动、摇摆、颠动、摇晃，甚至把宝宝斜着往下俯冲。

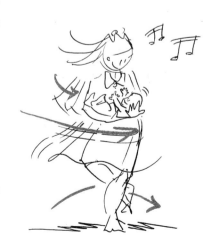

需要注意的是，一定要保护宝宝的脖子。

在家里走来走去的时候，不妨走得有节奏一点！

音乐适合所有年龄

● 新生儿通过听取不同音量和音调的声音了解这个世界。

● 音乐可以抚慰,也可以刺激宝宝。不同的音乐会引发不同的情绪。

● 认识不同的声音是发展语言能力的关键。词汇要通过不断地、反复地听才能
  够被掌握。

聆听,是对声音处理的过程,同时其他感官也在接受信息。听力是对声音被动
的接受。

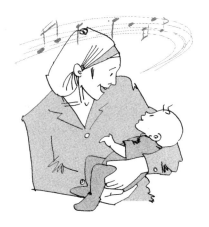

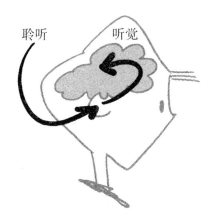

聆听　听觉

　　旋律和音乐是一体的。其实,任何动作都有其韵律。即使是在宝宝几个月大
的时候,伴随着音乐旋律做些活动也是至关重要的。乐曲和歌曲有着不同的节拍、
音调和音量,听一些古典音乐,特别是莫扎特、维瓦尔第和巴洛克式作曲家的作品,
可以强化对中耳肌肉群的刺激。中耳的刺激对于发展大脑皮层负责听力的部分十
分重要,可以帮助产生全脑刺激,从而影响到神经系统的其他部分。这对于宝宝
生理和心理的发展都有好处。市面上已经有很多针对婴幼儿发育的音乐CD,可
以选择购买。

运动练习：2—6个月

● 运动有助于宝宝处理大脑中的感觉信息。

● 练习的机会越多，宝宝的反应就越快。

● 开始的翻滚一般是无意中产生的，比如说宝宝试图抓取玩具的时候。

勤加翻滚

鼓励宝宝多滚动，任意地左右翻滚。

鼓励宝宝在斜坡上翻滚，例如在一头垫起来的床垫上。

毯子两端上下移动，宝宝在里面来回滚动。

足部练习

点压或者弯曲宝宝的脚，会引起原始反射。

脚跟受压，宝宝会自动伸出脚趾，脚掌受力，则脚趾弯曲。

宝宝的腿会先弯曲，然后再蹬直。

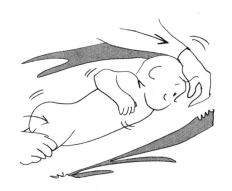
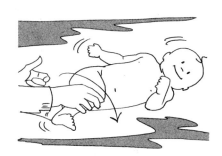

　　足部的反射对日后学步很重要。触碰和抚摩宝宝的肌肤则非常有利于宝宝认识自己的身体。抑制原始反射是一个长期过程，这期间需重视宝宝颈部和背部的强化。

加强颈部和背部

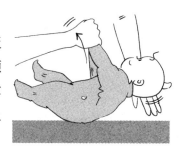

　　令宝宝仰卧，抓住他的双手，把他从床垫或地板上微微拉起，动作要轻慢。这个练习可以加强宝宝颈部、肩部和肘部的肌肉。宝宝的头部可能会因缺乏支撑而下仰（如图所示），一旦发生这种情况，则应立即停止该运动。

臀部和四肢练习

● 每一种单一部位的练习都为日后实现复杂的身体机能打下基础。

● 俯卧向前蠕动,可以通过肌肉、韧带、关节向大脑发送更多的信息,并且教会宝宝认识自己的身体及如何使用它。

踢气球

宝宝2个月大的时候,就可以在他的腿部上方合适的高度悬挂一个气球,然后微微托起他的臀部,让他能够以脚触球。宝宝很快就能学会自己做这个动作。

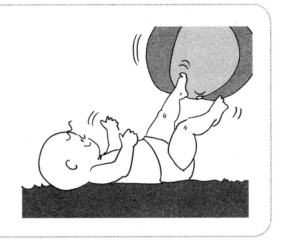

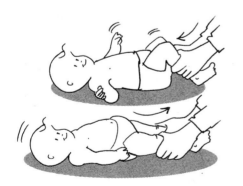

腿部练习

跟着儿歌的节奏,弯曲、伸展宝宝的腿,先两腿一同进行,再单腿分别进行,上、下,分开、合拢。每次换尿布的时候都可以做此动作。

托起宝宝的臀部,双腿分开时,说"噗"。

任何运动对于婴孩而言都是锻炼身体。运动将外界信息发送到宝宝的脑部。如果宝宝抵触某些动作,可先做些按摩,帮他放松。

内耳前庭刺激

　　摇篮和摇椅在摇动时可对内耳前庭产生轻柔的刺激，令婴儿更易入睡。研究表明，在出生后的最初几个月经常接受内耳刺激的婴孩，在运动能力上更具优势，因为相对于其他宝宝，他接受的感官刺激更多。

前倾加轻晃

　　抓住宝宝的腰部，使他处于半站半蹲的状态，前后摇晃他。同时轻哼以下歌词：

Here we go rocking，

forwards and backwards，

Here we go rocking，

Just like this.

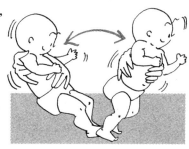

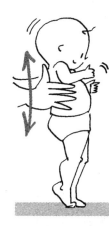

上下颠动

　　从身后抓紧宝宝的腋下，轻轻地颠动他。这个动作的目的是令膝盖自动弯曲，脚自动踮起。

在不平的路面上推婴儿车

　　在稍有凹凸不平的行人道上，都可以适度地摇晃和颠簸婴儿车里的宝宝，这对宝宝的成长是有好处的。

　　内耳的构造非常复杂，包括听觉神经和前庭神经末梢。刺激内耳神经末梢产生的感觉信息非常重要，它有助于整合各感官的信息，并传送信息到大脑。这种刺激对于身体姿态、平衡、协调性、运动能力和视觉听觉的发展，都是不可或缺的。

更多的内耳训练

内耳前庭刺激对于口语和语言能力的发展也至关重要, 因为听觉系统和内耳前庭联系非常紧密。

拍手、拍打身体、哼唱儿歌、平躺滚动、前滚翻、摇晃、上下颠动和摆动, 这些运动均可刺激内耳, 提升大脑对婴儿协调性的掌控。内耳前庭系统的职能就像一个交通警察, 它协调所有来自感官的信息, 并且指挥每个感觉信息去往其专属的功能区, 并储存在那里。

翻滚

在妈妈的膝盖上或者中等大小的球上摇晃、左右翻滚或上下颠动宝宝, 都可以把他逗乐。

可以一边做动作一边唱:

[Callum] is rocking, rolling,

bouncing,

[Callum] is rocking, rolling or bouncing,

Just like this.

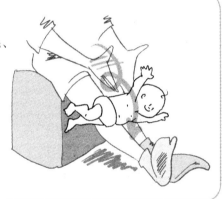

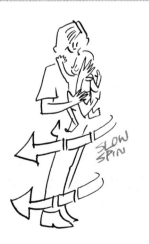

空中摇摆

把宝宝抱在怀中, 或是您坐在转椅上而把宝宝放在膝盖上, 然后轻轻转动身体。这种动作对于抑制某些原始反射很有用, 是一种很好的内耳前庭刺激。等到宝宝学会自己坐起来, 婴儿秋千也是很好的选择。

儿歌、节奏和音乐

重复对婴儿的学习很重要。每一种文化都有自己的一套育儿用的歌谣,反复地唱这些儿歌,并随着旋律活动宝宝的身体,即使歌词没有什么具体意义,这对宝宝发展语言能力也益处多多。

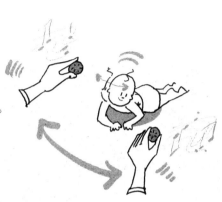

儿歌

做运动的时候,一定要记得同时哼唱儿歌。

您会为儿歌配动作吗?例如:

Jack and Jill

宝宝出生6周后就可以做运动练习了。注意支持宝宝脆弱的部位,毕竟婴儿的肌肉还很不发达。

Jack and Jill went up the hill to fetch a pail of water, (紧握住宝宝的腰部,慢慢举起到微微高过头部。这个动作的目的在唱到" up the hill "的时候让孩子抬头)

Jack fell down and broke his crown,(随着音调的下降,再慢慢把他放低)

And Jill came tumbling after.(抓紧宝宝,左右摇摆)

童谣为综合运动、感觉运动刺激、节奏感的发展提供了很好的帮助。诸如上下颠动、平躺滚动、横向移动、倒退等动作都会促进宝宝的节奏感和平衡感。

视觉练习：0—2个月

- 出生的时候，孩子有视力，却没有视觉。视觉是光和运动的统一。视觉会随着宝宝的成长一直发展。
- 常常在宝宝处于清醒状态时使他俯卧，对于视觉的发展很重要，即使每次只持续几分钟。

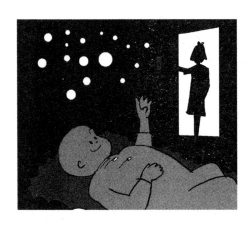

昏暗光线的作用

为了帮助宝宝视觉的发展，可以在昏暗的房间里放置些闪烁的物体，例如圣诞树的装饰灯，每次进行几分钟，一天4次。

旋转玩具

在婴儿视线上方20—30厘米处悬挂一组活动挂件，每隔几天就转换一下方向。这个年龄段的婴孩对于看清近处的物体是有困难的。

视力指的就是你能看见。视觉指的是你能理解你能看到的是什么。视觉的发展，是基于脑部接收到来自运动、触觉、听觉、嗅觉和味觉的感觉信息。所有能刺激内耳神经的运动都能刺激视觉发展。内耳的功能影响着控制眼球的肌肉群。

近点视觉

自宝宝出生起，就要注意常常在他醒着的时候将他放于俯卧的位置。这个姿势益处多多，特别对宝宝近点视觉的锻炼有很大帮助。如果有必要，可在宝宝腋下塞一个枕头。

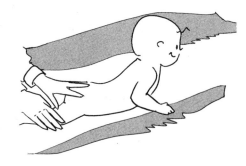

视觉练习：2—6个月

在生命最初的几个月里，运动和触觉比双眼提供给宝宝的外界信息更多。

在宝宝2—3个月大时，就可以把婴儿床上方的活动挂件放低一些，因为婴儿需要在观看物体时，透过视觉体验来认识事物。活动挂件能帮助宝宝发展对深度和距离的判断。慢慢降低活动挂件的高度，当宝宝挥动握紧的小拳头时，会无意间碰到挂件，从而促使他们张开手抓住物体。

近点视觉

宝宝2个月大的时候，就可以抓住他的小手，在他眼前四处移动，鼓励宝宝用眼睛去追踪手的运动。在这一阶段，吊在婴儿床上的活动挂件能提供非常有益的视觉刺激。

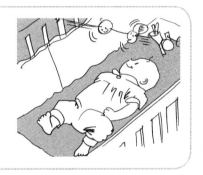

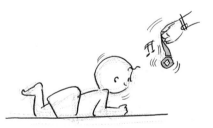

摇铃

鼓励宝宝闻声而动，可以拿着一个摇铃在他面前一臂远处摇晃，这样宝宝会把头转向声响处。要完成这个训练，宝宝需能控制自己的颈和头，进行视觉的调整。

到宝宝6个月大的时候，他应该已经学会用眼睛追踪移动的物体，以及手眼的协调。视觉的发展不是一个单独的过程，它和其他的感官紧密相连。宝宝在看的同时，还要听、摸、品尝。拿摇铃打比方吧，宝宝不仅要看到它，还要明白，这东西就是他听到的那个声音的来源。家长要帮助宝宝尽早学会协调视觉、听觉和动作，这样宝宝才能进入更高级的学习与思考。当婴孩感受到温暖和关心，他的脑中会充满荷尔蒙，从而促进大脑中神经元相连，在未来几年中发展出一套神经元的网络。

向前移动：3—6个月

这个阶段的宝宝已经开始在地上到处蠕动了，有些甚至已经学会倒着爬。很快，宝宝就将学会匍匐前进。这也标志着他下一个发育阶段的开始。

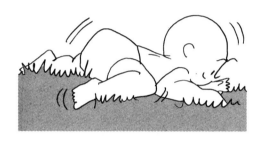

- 在地板上反复向前向后运动，可以刺激脑中的神经元间的相互连接。协调性加强以后，宝宝就可以开始自己探索这个世界了。
- 针对这个阶段的宝宝对运动的积极性增强的特点，接下来就提供一些适合这个阶段活跃好动的宝宝的活动。
- 在这个阶段，按摩的内容没有什么变化，但变得更困难了，因为宝宝变得更好动了。在这个阶段可以试着将宝宝放在膝盖上，呈俯卧状态，会令按摩变得容易些。
- 要常常和宝宝一起在地上玩耍，让地板成为宝宝的乐园。
- 花铃棒是好东西，既令宝宝高兴，又能有效刺激宝宝的感官，练习听觉、视觉及视觉追踪能力。
- 不要在宝宝还没有足够肌肉张力的时候贸然让宝宝学习坐立。
- 如果宝宝在这个阶段不会前爬，也不要过于担忧。
- 确保在宝宝醒着的时候，保持并延长他们处于俯卧状态的时间。

发展宝宝的肌肉张力

● 在这个阶段，听觉功能和肌肉张力的发展能促使宝宝自然而然发出各种声音。可以经常对宝宝哼唱和说话，来鼓励宝宝作出回应。

● 经常与宝宝你一言我一语地进行交流。宝宝可能只是动一动头、眼和嘴，或是发出咿咿呀呀的婴儿语，但这些迹象都表明他在听。

引体向上

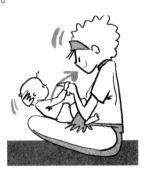

引体向上运动强化宝宝的颈部、背部和肩部肌肉。注意给予宝宝的颈部足够支撑，注意动作要柔和，防止头部下仰。让宝宝躺在您的腿上，再缓缓拉起到坐姿。

降落伞反射

前后摇晃宝宝，同时引导他去够玩具，可以培养他的手眼配合能力，并刺激所谓的降落伞反射。降落伞反射指的是身体向前倾斜时手臂不自觉前伸防止跌倒的举动。可以用手或毛巾固定住宝宝的臀部或

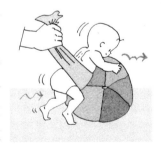

大腿上部，令宝宝俯卧在球上向前滚动。

宝宝也做俯卧撑

令宝宝俯卧，紧握他的髋部。

当您将宝宝的髋部托起时，宝宝的手臂会伸直。这个动作要经常做，并且在这个阶段，已经可以加大频率和持续时间。

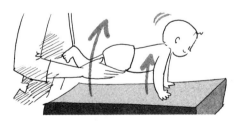

这些运动能加强宝宝的颈部和背部肌肉，并且刺激他对空间的认识和视觉调节能力。之前提到的很多运动在这个阶段仍然可以继续做，而且难度显著降低。随着宝宝大脑的发育，会形成很多新的技能。在这个阶段，加强运动的持续时间和频率成为运动的关键。

腿、脚和手的刺激

经常赤足及按摩足部有助于抑制宝宝的足部原始反射,宝宝通过抚触感受到自己的身体,然后才会产生运动。

要学会平衡身体,宝宝得先学会灵活运用脚及脚趾,而这需要大量的运动才能实现。

腿部练习可以强健肌肉,特别是加强膝盖的灵活性,对于日后的蹲起、攀爬和走动至关重要。

人类腿和脚的发育始于婴儿时期,而这种发育需要不断接受外界刺激并发送感觉信息到脑部才能实现。早期的运动就能给大脑提供大量的感觉刺激。用进废退,出生第一年是刺激大脑细胞的关键期。

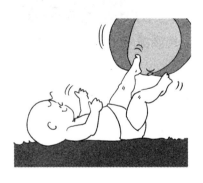

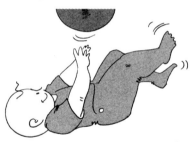

踢打气球

让宝宝面朝上躺着,在他上方适当的地方悬挂一个气球,鼓励他手脚并用,击打气球。有些5—6个月大的宝宝已经可以用双脚将球传到手中了。

感知脚的存在

鼓励宝宝探索自己的身体,例如脚。可以让宝宝仰躺着,引导他去认识自己的双脚。他会试着屈膝,翘起屁股,抱住脚丫,前后摇晃着舔脚趾。通过这种运动,宝宝不仅能学会感知自己的腿和脚,也渐渐学会自主控制并运用自己的身体。

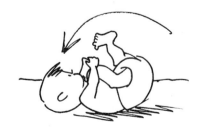

运动带来的刺激

有些5—6个月大的宝宝已经开始抗拒喝奶，无论是母乳还是配方奶粉。如果宝宝表现出这种抗拒，这意味着他可能有食物敏感症，家长可以咨询专业人士予以确认。

垫上游戏

这一阶段的宝宝，趴在床垫上的时候头可以抬得更高，也能做更多更难的动作，因为他已经能够抑制原始反射，实现对身体的控制了。

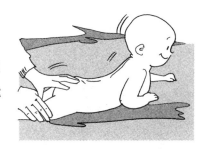

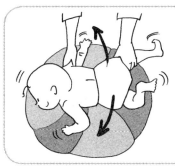

在软垫或球上翻滚

让宝宝面朝下趴在软垫或大球上滚向一侧，再转回来。这种运动可以加强颈部肌肉，训练宝宝控制自己的头部，以及强化肌肉张力。

平衡反射

让宝宝面朝上躺在一个大充气球上，抓住他的大腿，然后轻轻地把球往前方和两侧倾斜，在平衡反射的作用下，宝宝会不自觉地收紧腹部肌肉。这个运动也可以以俯趴的姿势做。

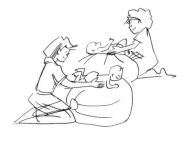

在这一阶段，婴儿学习协调地移动四肢穿过空间。运动的时候，宝宝也同时发展了视觉、听觉、触觉、味觉、嗅觉、肌肉张力，学会控制、支撑自己的头部。头部控制对于向前移动是非常必要的，可以抑制原始反射及发展肌肉张力。在这个阶段，有些宝宝已经可以像鳄鱼一样匍匐往前爬了(同手同脚)。

内耳前庭刺激

缓慢而轻柔地将宝宝举起、放下、抱着他转圈,这些运动对于运动感觉刺激是非常重要的。

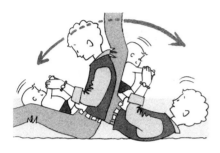

摇摆

家长坐在地上,让宝宝平躺在大腿上,双脚抵着家长的肚子。家长坐着时,宝宝处于仰躺位,家长往后仰倒,宝宝就自动"站"起来。10次就足够了。

左右摇摆

面对面抱宝宝,将宝宝的腿环绕家长的腰部。抓紧宝宝的身体,左右晃动宝宝,可以边晃边唱。注意保持眼神交流。

上上上,下下下

从腋下抱紧宝宝,使其呈站立姿态但腿部不着力,上下颠动宝宝,使他练习屈膝。

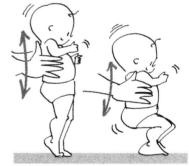

- 这些运动能够产生强烈的感觉信息并传达到大脑,教宝宝体会自己的空间位置,如何在运动中保持眼睛的注视方向,运动哪些肌肉来保持身体的姿态,等等。这些运动对宝宝学说话也有特别的作用。
- 家长要先自己练习好了再和宝宝一起来,如果有必要,家长应该先用玩具或玩偶试练一番。
- 不要贪多,每个练习做1—3遍就可以了。

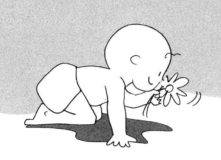

第二阶段

6个月到1岁

手膝爬行、扶物行走、独立行走

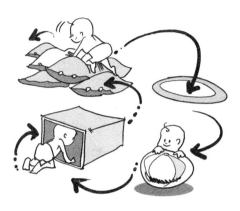

本阶段开始之时，大多数宝宝已经学会像鳄鱼一样匍匐爬行、手膝爬行、扶物行走了。匍匐爬行和手膝爬行对于建立重要的大脑通路很有帮助。大部分婴儿在扶物行走前要经历5个月的匍匐前进、手膝爬行，最后才是独立行走，但这个时间段的长短因个体不同，有长有短。扶物行走不是真正的独立行走，但两者在几个月内有可能轮流出现。

⬤ 一旦宝宝学会自行四处移动了，就要检查家中环境的安全性：把所有尖锐的家具边角包裹起来，并且把贵重物品妥善收起来。

⬤ 保持地面清洁，同时尽量扩大宝宝自由活动的范围。婴儿围栏阻碍宝宝探索这个世界。所以，不要总是把宝宝关在围栏里，倒是可以把熨衣服的工具搬进去，让宝宝在外面活动，一举两得。

⬤ 在家中设置安全门，保障宝宝的安全。但不要把碗柜也和宝宝隔绝开来。宝宝在探索这些东西的过程中，可以获得感官运动刺激，促进大脑发育。

⬤ 拒绝学步车。宝宝在学步车里是危险的，并且，学步车阻碍宝宝自然地爬行，从而剥夺宝宝自然发展运动能力的权利。

⬤ 扶物行走和手膝爬行通常出现在同一个阶段，因为两种运动涉及同一个反射。

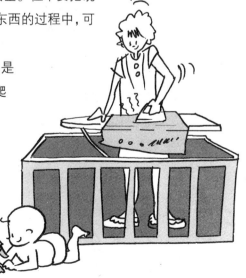

给宝宝做按摩

我们的皮肤从外界环境中接受了信号,经由神经中枢传到大脑进行分析,如果有必要,则做出行动。因此,当我们感觉到冷,我们自然会加衣服。给这个年龄段的宝宝按摩对于妈妈来说已经是个难题了,因为抓住他们很困难。

洗澡时的按摩

- 给宝宝洗澡和擦身的时候,交替使用质感粗糙和细腻的毛巾。
- 给宝宝洗澡时,可轻拍她的身体,并使用多种工具,例如沐浴棉、沐浴花以及其他塑料沐浴玩具。
- 让宝宝感受温水和冷水的区别。
- 别忘了按摩手和脚。

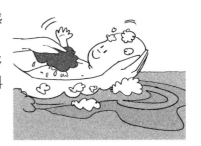

将宝宝包裹在毯子等物中滚动,会有感觉信息发送到大脑。父母通过按摩来传达爱,增进亲子的感情联系,更能让宝宝认知自己的身体部位。按摩的同时,可以告诉宝宝您正在按摩的身体部位名称。按摩的方式多种多样:可以直接用手指挤压宝宝身体,做深度按摩;可以用软毛刷和纺织品轻扫宝宝的身体;也可以用球或其他用品在宝宝身体上拍打和滚动。

身体内部和外部的触觉体验

感官体验很重要,试试以下活动:

- 把宝宝放在毯子里,抓住毯子四角摇晃宝宝。
- 让宝宝从倾斜的表面滚下。
- 让宝宝触摸不同质感的表面:柔软和硬脆的草坪、小路、沙地、泥土地。
- 让宝宝凑近花朵,闻花香。

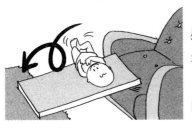

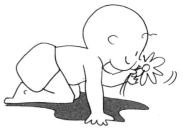

按摩、运动和音乐

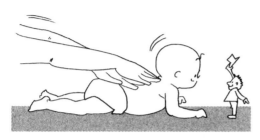

按摩时最好别给宝宝穿衣服，天气冷的时候除外。宝宝不像成人那样能够感觉到冷。虽然这个阶段的宝宝喜欢走来走去，但还是要努力让她安静地俯卧来接受按摩和运动训练。一边按摩，一边也可以做些肢体练习。您一定要坚持并迅速完成按摩时，可以在宝宝前方放置些有趣的、可以发出声音的玩具，或者一面镜子。

保持和宝宝的言语交流

- 按摩和练习时，用亲昵、赞美的语言与宝宝进行交流，也可以哼唱儿歌。

- 别忘了按摩宝宝的手指、脚和脚趾。

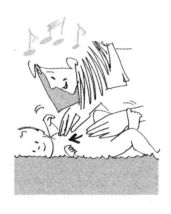
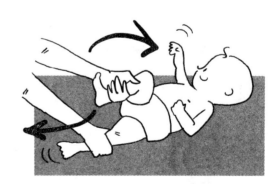

- 手和脚是重点部位。条件准许时，尽量让宝宝赤足，双脚和双眼获得的感官信息要匹配，从而促进平衡感。

- 可以隐藏录音机的位置，让宝宝听来自不同位置的声音和音乐。她能听出来声音是从哪里来的吗？她转动的头部就会告诉您她听到了，可以用柔和的、轻松的、激烈的音乐，这些音乐甚至会影响到情绪。

- 家长也要开心起来，您的情绪会感染宝宝的！

俯卧练习

不要鼓励宝宝过早坐立。在匍匐或手膝爬行一段时间后，宝宝会在肌肉张力发展到一定程度时，自己坐起来，过早地催促她坐起来有害无益。

俯卧四处张望对于锻炼近点视觉及视觉调整能力也是非常重要的。

俯卧时可做的练习

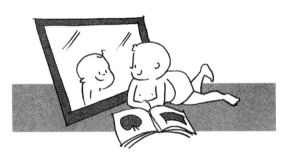

鼓励宝宝俯卧抬头。令她观看玩具或儿童书，寻找声音的来源，或是观看前方镜子里自己的影像。

在成功与失败，正面与负面的经历中，宝宝学到了出色的运动技能，并更多地认识这个世界，这些技能和对世界的认识可以让宝宝在出现危机时有自我保护的能力——婴儿是快速学习者。

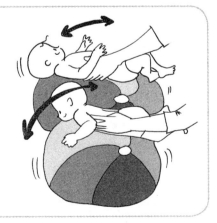

摇摆

要时常把宝宝放在充气球上摇晃，躺着或趴着——朝各个方向。

当然，做这些练习时，切记要注意保证宝宝的安全。

匍匐向前

大脑的发育水平与遗传基因和后期经历都有关。早期的经历对于大脑的发育尤其重要。宝宝匍匐爬行阶段也是大脑发育的最重要阶段之一。

● 有些婴儿学爬学得早，有些要晚些。在手膝跪爬前，宝宝的自身发育状况会决定宝宝是否要花更多时间匍匐爬行，通常，缺乏俯卧训练和肌肉张力训练，会推迟婴儿学会手膝爬行的时间。这与智力无关。

● 宝宝先学会匍匐爬行，再学会手膝爬行，然后就会站起来手扶家具行走。家长要任由他们这样手膝爬行和扶物行走，不要用手牵宝宝走路。

● 科学研究已经证明，早些学会行走的宝宝并不比晚些学会的更聪明。

鳄鱼式爬行和匍匐爬行

最早的爬行动作总是不协调的，宝宝会只用一侧肢体动作，然后换到另一侧，然后是同手同脚，经过练习后，很快会逐渐掌握最佳的爬行方法，即先是像突击队员一样的姿势爬行(只用右臂左脚同时运动，或相反)，然后是交叉式匍匐爬行——左臂和右腿同时移动，右臂和左腿同时移动。

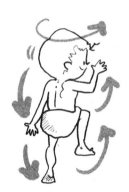

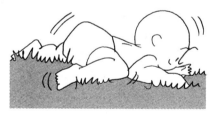

刺激的探索

婴儿爬过不同质地的表面，对于发育是非常重要的，在到处爬行的过程中给他们更多的机会去听、看、品尝不同的物体。宝宝其实很享受这个阶段，因为她终于有了行动自由！

锅碗瓢盆交响曲

厨房的橱柜对这一阶段的宝宝完全是块圣地，各种餐具发出的声响，令宝宝激动不已！宝宝也因此获得丰富的感官刺激。

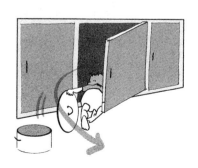

坐　爬

俯卧对于婴儿大脑刺激是非常重要的,有些婴儿会以坐姿爬行并跨越手膝爬行的阶段,特别是那些坐得很早的婴儿。避免坐爬的方法是不要过早扶着宝宝坐起来,而是让她自己学会坐立。事实上,宝宝学会坐立的最佳时间是6个月到1岁之间,在婴儿形成自我保护意识可以防止自己跌倒之后才可以学习独坐,这种反射动作与姿势变化时的视觉调整能力密切相关。为了成长需要,所有婴儿必须发展他们的平衡反射并按次序与大脑建立连接。

每天都让宝宝玩耍,并做相应的运动,这样可以帮助他们发育,并克服坐爬的姿势。

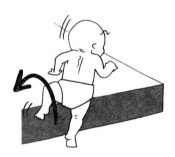

爬楼梯

从楼梯爬上爬下是非常好的锻炼,可以成功地克服坐爬的姿势,实现手膝爬行。

逾越障碍

如图所示,令宝宝爬过障碍去拿到玩具,也是令坐爬的宝宝不得不开始爬行的妙招。

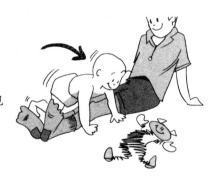

坐爬的宝宝最终也会独立行走,并且会追回错过的感觉运动刺激。无论如何,跨越自然运动发展阶段总还是像赌博一样含有未知风险,有可能会影响学习能力,但是与健康无关。

肩膀、手臂和手的发育

食物的摄取也会影响到宝宝的发育和行为。如果您对宝宝的行为举止或发育心存疑虑，请咨询专业人士。

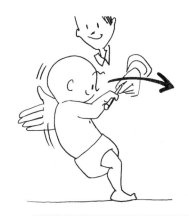

划船练习

鼓励宝宝抓住一根棍子或是您用一只手握住宝宝双手，同时另一只手托在宝宝背后，轻柔地将宝宝前后推动，边摇边唱"row row row your boat..."鼓励宝宝屈肘，这对发展宝宝的肌肉张力很有帮助。必要时，可以用一只手支撑宝宝的头部。

- 手是手臂和肩膀的延伸，如果臂部肌肉张力不足，手的抓力也会不够。
- 如果宝宝的颈部不足以支撑头部，注意用手扶好她的头。颈部力量缺乏往往是因为俯卧时间不够。
- 可以让宝宝卧在抱枕或软垫上，增加俯卧练习。

手推车练习

让宝宝处于俯卧姿势，托起她的髋部，双手撑地，鼓励她用手行走，同时哼唱儿歌。如果宝宝的手臂力量不够强，在宝宝的腹部下面垫一个球，托住宝宝前后移动，这个动作可以强化宝宝的手臂力量，为宝宝用手走打下基础。一定要保证宝宝的手掌张开并接触地面。

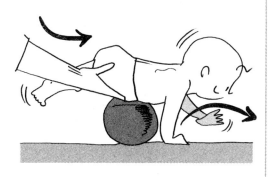

通过肌肉张力的刺激，练习平衡感

在婴儿期，为了发展需要并建立与大脑间的通路，应不断地进行平衡运动训练。肌肉张力对平衡有一定影响力。肌肉张力不足的孩子会比其他孩子出现更多的问题。平衡反射是通过内耳前庭系统来得到发展和刺激的。由于这个原因，前庭训练是这本书中最重要的一部分。注意做前庭训练时保护孩子的头部和颈部。

在软圆柱器械、充气球和家长膝盖上做的练习，都有助于加强宝宝的手眼配合，也可以刺激肌肉张力，促进腿、膝盖和脚的发育。这些练习帮助宝宝坐立和爬行，并最终学会扶物行走和独自站立。当她自己不能独立完成前，千万不要帮助宝宝坐或立。宝宝身体机能的发展有其特定顺序，从匍匐爬行到坐立，到手膝爬行，到扶物行走，到独自站立，最终独立行走，要遵循自然设定的顺序，不要太性急，等待宝宝的肌肉张力及左右平衡反射自行发展到一定程度，自然就会进行下一阶段的动作。这些不是原始反射，而是姿势反射，会伴随终生。

平衡练习

把宝宝放在圆柱形软器械上，扶着她，让器械慢慢地前后滚动，让宝宝体会保持平衡的感觉。让宝宝跨坐在器械上，在左右摇晃的时候，宝宝的脚也会为了保持平衡而前后摆动。这个练习能加强宝宝腹部和背部的肌肉张力，帮助她保持平衡。

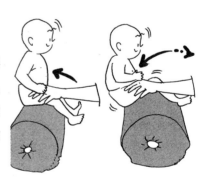

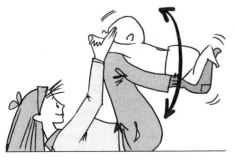

飞行练习

家长仰躺在地上，举起双腿在空中，并弯曲膝盖。让宝宝趴在小腿上，家长握住宝宝的手，把它们伸展开成飞机机翼状，然后上下移动小腿，使宝宝也随之移动。

手膝爬行运动

爬行对于刺激感官、促进肌肉和视觉的发育来说是非常重要的阶段。手膝爬行时，宝宝手和眼的距离刚好是她将来读书时书本和眼睛的距离。当宝宝由远及近爬向玩具或者放下手中玩具转移视线时，她的双眼会不断练习调整聚焦，眼部肌肉也同时得到训练。

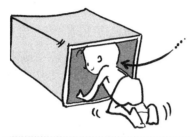

空间意识

在桌椅底下钻来钻去可以极大地增强宝宝的空间感。他们看到一个玩具一眨眼就会拿到手里，因此，家长可以利用这一点，在孩子和玩具之间设置些小障碍，例如椅子、小凳、纸箱等。

斜坡的乐趣

在小区或者附近寻找一些小山或坡道，或在自家花园中制作一个坡度适宜的斜坡，引导孩子爬上去，再滚下来，这种练习非常有趣。

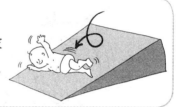

爬行与平衡

把一块板子垫起，使其离开地面，让宝宝在空中爬行，对宝宝来说这是很有挑战性的，您的婴儿会很享受地爬来爬去，这个练习需要深度视觉意识。

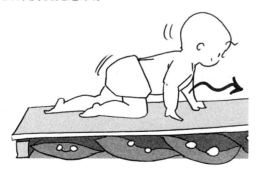

- 手膝爬行比匍匐爬行更高级，是另一个非常重要的发展感觉运动能力的时期。
- 宝宝对于空间的学习非常迅速：我能穿过那个洞吗？我花多长时间才能够到那个玩具？
- 宝宝会逐渐学会交替运用两侧身体达到平衡，如左膝和右手一同运动等，为日后的大脑发育铺路。

梯子练习

一旦宝宝会爬了,梯子就是她的乐园。10个月大甚至更早的时候,把梯子水平放在地上,婴儿会交替双手向前抓梯子横杠,并同时抬腿跨越后面的横杠。注意,双手正确抓握的方式为:掌心向下、四指在上、拇指在下。

沿着梯级爬行

鼓励宝宝手膝或脚并用,沿着梯子的横栏爬行。彩色的横栏还能同时增强宝宝的色彩意识。按照掌心向下(拇指在下,其他四指在上)的握杆方式规范孩子的抓握方式,可以为孩子今后有个正确的握笔姿势打下基础。

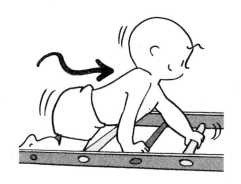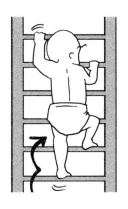

攀爬直立梯

爬直梯是简单的,因为这就如同手膝爬行,只不过是向上爬而已。如果必要,帮助宝宝把脚和手放在正确的横栏上。

- 重复有助于学习。
- 准备一个婴儿短梯,12个横栏,每根横栏为直径19毫米的圆柱,横栏之间距离10厘米。婴儿向上蹬或去够上一级的横栏,起到了促进手部抓握能力及肌肉力量发展的作用。
- 爬梯过程中,他们把脚放到合适的位置上时,是需要大脑支配的,这一活动可以锻炼婴儿膝盖肌肉的协调性,为以后屈膝颤动和跳跃做准备。

扶物行走、蹲起和思考

手膝爬行、站立和扶物行走都是原始反射的产物。当宝宝的头往下探时，腿会不自觉伸直，而手臂会不自觉地弯起；而当头仰起来时，则手臂伸直，腿会弯曲。随着宝宝慢慢学会抵抗地心引力站立，很快，她就能够扶着家具蹒跚挪步了。扶物行走还不是真正的走路。

站立和扶物行走

记住，扶物行走中的宝宝还不会独立行走，不要在此时拉着她的手学习走路，这样会扰乱宝宝自然的生长过程。

蹲起

扶物行走时，宝宝必会经历屈膝这一环节。可以把一些物品摆到地上，这样宝宝在扶物行走的时候，就会时而站起，时而蹲下，使肌肉得到很好的锻炼。

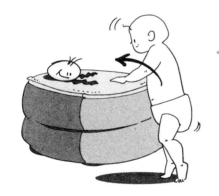

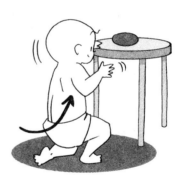

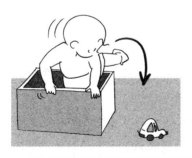

从盒子里爬出来

婴儿在盒子里玩耍时，看到外面的玩具，会思考如何爬出盒子拿到玩具，这是对运动计划能力很好的练习。

直立和扶物行走，并不意味着宝宝可以独立行走了。给宝宝时间，让她先增强腿的力量，再独立行走。独立行走前爬行的几个月是至关重要的，除非宝宝有5个月的匍匐加手膝爬行练习，否则过早学走有可能对以后的学习造成困难。

运动练习：10—12 个月

练习引体向上时，宝宝可能会需要抓住小棒子来借力。您可以握住她的手拉她起来。如果宝宝的肌肉还不够强大，您可以试着逗弄她的手臂，激发她的肌肉反应，不要只是生硬地拉起。

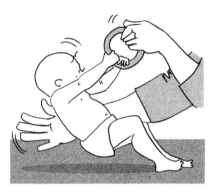

引体向上

可以用一个拉环或节奏棒来进行此项运动。令宝宝抓住它们，把自己往上拉，这可以锻炼宝宝的肘部肌肉张力。正确的抓握法是大拇指在下，其他四指在上。

练习听指令

拍手、击打物品和摇晃摇铃，这些都是很有益的活动，也可以随着音乐的节奏做这些活动，对于节奏感的发展也有刺激作用。

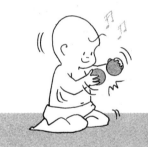

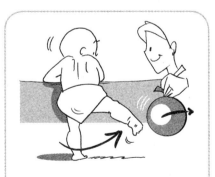

看看我多能干！

让宝宝手扶着的时候做单脚练习。

您的宝宝开始进入身体双侧对称性协调阶段，就是身体两侧做相同的动作。此时，宝宝做事时也逐渐产生了预见性，然而预测精确的时间放开手中的东西仍旧很难，因此要鼓励宝宝而不要强迫其学习任何新技能。

跳　　舞

● 前庭系统、平衡和视觉是相辅相成的。

● 所有人都爱舞蹈，舞蹈有韵律感、有趣，还对宝宝的发育很有用。

● 宝宝到了10个月大，抱着她跳舞会感到有些吃力。

● 舞蹈对视觉认知的发展特别有用。

舞蹈的步骤

(1) 首先是颠动和轻微抖动。如果宝宝的头颈支撑力足够的话，就抓住宝宝的腰，如果头颈还软，就采取保守的抱法，一定要保证宝宝的颈部有足够支撑。

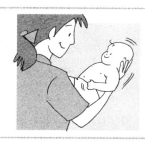

(2) 然后把宝宝举在空中左右旋转。

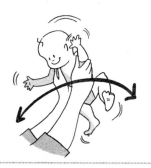

(3) 接着，举高放低上下摇晃(家长切记：举高时不可脱手，否则容易出现危险)。

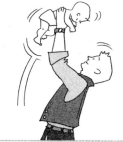

(4) 把这一系列动作重复数次。或者家长抱着宝宝跟着音乐一起起舞，如怀抱宝宝跳华尔兹。

● 如果宝宝对您来说太重了，或是您生病了、怀孕了，那么就不要做这些托举的动作。

● 内耳前庭刺激有益于肌肉张力的发育，对于所有大运动功能的发展也是非常重要的。

● 肌肉的张力和力量是不一样的概念。肌肉张力是不受意识控制的，是脑基于感官刺激输入形成的基本功能。肌肉力量则是可以通过体育运动主动有意识地改进的，并且可以通过健身把脂肪转化为肌肉。

摇摆、晃动和轻摇

● 节奏感对发育、语言以及学习都很重要。即使是数学的学习,诸如序列的学习,也需要节奏感的帮助。

● 大多数原始反射都是通过内耳刺激和按摩得到抑制的。

● 以下练习对于正常和均衡的发育是非常重要的。

骑马动作

让宝宝坐在您的膝上,面朝着您,抓住她的腰。

一边哼唱儿歌,一边轻摇宝宝的身体,随儿歌速度变换速度,感受快慢。

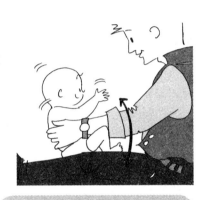

This is the way the ladies ride(慢慢摇动)

This is the way the farmers ride(加快摇动速度)

This is the way the gentlemen ride(保持快速摇动)

家长使双膝交替向上颠动,并不断变化交替速度。

婴儿秋千

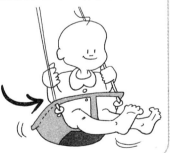

可以轻轻摇晃,也可以转动。一旦宝宝能够自己坐起来,她会一发不可收拾地爱上荡秋千。

● 每个婴儿都应该拥有自己的小秋千。

● 前面所提到的滚动、翻跟头、旋转、摆荡和摇动等丰富的活动,不仅有趣,更能有效发展宝宝的身体机能。

● 想象一下吧,连父母一个轻柔的摇晃或者旋转都会在宝宝大脑中产生大量的信息,甚至于眼周的肌肉都在工作!

摆荡

家长双腿平展,坐在地上,让宝宝轻微屈膝坐在家长大腿上,当家长向后仰时,让宝宝变成几乎是站在家长肚子上的姿势。前后晃荡宝宝,让宝宝保持坐在大腿上的姿势。

视 觉 认 知

视觉认知是记住物体的形象、感觉、嗅觉、味觉等特性的功能，也包括运动的模式和声音的次序。

视觉追踪和聚焦

眼睛追踪球或玩具时，也在练习视觉聚焦。家长可以把宝宝的玩具环绕宝宝移动，或者举高、放低，从近处移到远处，当婴儿靠近玩具时，两只眼睛便会随着距离的变换练习聚焦。

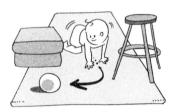

视觉认知——插孔箱

插孔箱游戏既好玩又很有必要，它帮助宝宝锻炼手眼协调能力。当木棒插进箱内并在视线中消失后，婴儿要懂得它们不是真的消失了。那它们去哪儿了呢？

视觉认知——字

在边长20厘米的正方形白色纸板上，用黑色水笔写下一些简单的字，如是英文，则要小写，最多可以准备7个这样的字卡。每个字每天给宝宝看4次。每天，用一张新的字卡取代一张旧的，再准备相对应的一套图片，让宝宝学习把字与图进行配对。使用字卡时，不要问宝宝字怎么读，只是展示图给她看，并且读出字的发音，宝宝在日后学说这个字时，脑海里会显现出这个字的实物形象。

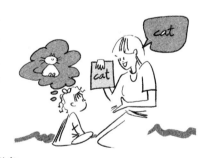

切记：不要将字和画同时放在一张纸板上！

● 这个年龄的宝宝在到处移动过程中所做的任何运动，都会对他们产生视觉刺激。

● 随着宝宝运动能力的加强，她会在生活中有更多的体验，视觉认知发展来源于感觉刺激。

● 各个宝宝的成长环境不尽相同。有些宝宝生在城市里，有些在农村，她看到的周遭环境很不一样。还有些宝宝天生就失明，只能仰赖其他感官来了解这个世界了。

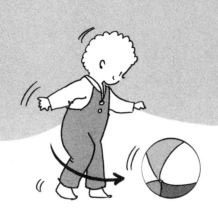

第三阶段

独立行走到1岁半

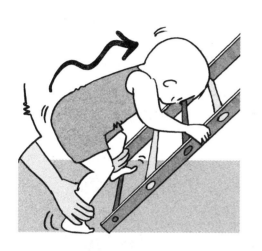

现在是双侧协调阶段，这时的大脑两半球还在做着相同的工作。

这个阶段，运动能力远比语言发展重要得多。家长无须过分强调宝宝在多大的时候学会走路，因为宝宝在俯卧阶段和匍匐爬行、手膝爬行(至少5个月)、扶物行走阶段(随着他逐渐适应直立姿势)所受的感官刺激比行走的早晚要重要得多。行走只是前面几个阶段练习累积的必然结果。

这一时期，随着宝宝平衡能力的提高，宝宝可以完成蹲起和跑动等动作，大运动及精细运动的协调技能也在提高。宝宝能够独立行走以后，家长应该尽量多陪着他走动，先是慢一点，在平地上走，接下来可以鼓励宝宝上下斜坡，直到奔跑。家长可以在游戏中记录宝宝每天能走多快、走多远。

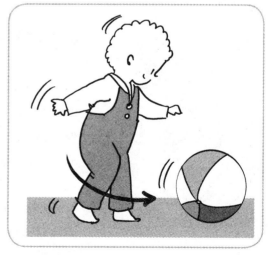

注意：如果宝宝可以自己行走的话，尽量不要用手推车。如果担心宝宝的安全，可以使用婴儿学步带。

按摩、音乐和儿歌

- 这个阶段的宝宝喜欢到处跑来跑去,因此,按摩变得困难了。家长可以抓住换尿布、洗澡和抱在膝上玩耍的时间给宝宝见缝插针地按摩按摩,同时注意和宝宝进行言语交流。
- 洗澡是宝宝放松肌肉和韧带的时间,也是给宝宝做按摩很好的时间。
- 按摩的时候,应使用不同质感的物品,如粗糙和柔软的毛巾。
- 按摩和各种练习都得慢慢进行,这样肌肉和韧带的信息才有时间传送到大脑。
- 活动宝宝四肢时,可有节奏地哼唱儿歌。

手臂交叉跨越中线

这个练习需要慢慢进行。让宝宝坐在家长的大腿上,抓住他的手臂,上下里外伸展,不要强迫宝宝做某个动作。接下来就可以让宝宝的手臂在胸前交叉,左臂在右臂上,再反过来。重复此动作数次。

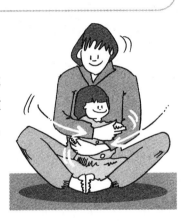

腿交叉跨越中线

举起宝宝的一条腿跨越他的中线,用脚指头碰触他的鼻子,然后换另一条腿,重复几次后,再用宝宝的脚指头碰触另一侧的脸颊和耳朵,然后换另一条腿,重复几次。

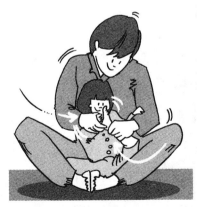

这些练习能起到按摩作用,并帮助孩子认识他们的身体,刺激肌肉和韧带。确保在训练时宝宝四肢能够舒展开,并有交叉的训练,不要强迫宝宝做任何活动。边做活动边哼唱儿歌。

基础的运动计划：12—15个月

运动计划是对一个任务进行有序规划的能力。以下这些活动，可以帮助宝宝建立初步的运动计划能力。

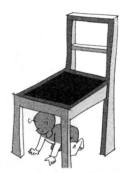

家庭游戏室的快乐

允许宝宝在适当的家具上攀爬吧。记住，在宝宝上下攀爬时，他可以学会如何在不同的空间中移动自己的身体。

爬梯子

把梯子水平放在地面上，让宝宝双手抓杠子，同时抬腿，在梯级间爬行。接着，在梯子下面垫上几本书或一张矮凳子，提升这个练习的难度，因为这个运动是很重要的。

在梯级间和椅子下钻行

将梯子放在地上，使梯杠垂直于地面，训练宝宝在梯级之间钻行，或者是在椅子下面钻行，这些动作要求多种官能协调运作，可以很快地帮助宝宝发展空间意识。注意让宝宝注视自己的双手并保持手掌平展，四指并拢，拇指向外。

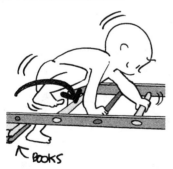

借助运动计划能力及宝宝从前在各样环境中积累的经验，宝宝可正确判断何时抬脚跨越梯子横杠，何时协调双手松杠、抓杠，以及为何要从椅子下面爬行穿过。运动过程中，这些动作在宝宝的脑中形成有序的通路，再通过数次重复，路径得到加深，宝宝就学会自主控制动作了。

平衡练习：15—18个月

- 这是热爱运动的一年，语言也开始发展了，但是语言通常是在运动能力之后发展的。

- 父母对宝宝讲的话一定是与当时的情景相关联的，否则所有的话语在宝宝听来都是不相关的噪音。

- 尽可能多地陪宝宝散步可以帮助他发展平衡能力，可以首先选择平地，然后尝试不同的地面，如沙地、土路。

眼睛和双脚发送给大脑的关于空间位置的信息应该是一致的，如双眼看到斜坡，同时脚也感觉到坡度。如果眼足配合不好，平衡性会受影响。这需要大量重复性的练习，因为这个阶段正是孩子大脑中眼足配合机能的形成阶段。使室内温暖，让宝宝赤足。赤脚和感冒并没有直接关系。

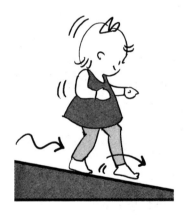

上坡下坡

引导孩子上坡和下坡。起初孩子会时常用到手臂来保持平衡，家长可以在孩子的身后给予支持，轻轻地扶住孩子的手肘下方，帮孩子上坡。当平衡机能进步以后，孩子会跑得更快，蹲起动作也变得更加灵活。蹲起动作可以发展孩子腿部、膝盖和臀部附近的肌肉张力。这些部位的肌肉张力在未来八十年甚至更久都是必不可少的。

倒走和侧身走

这两种走法对身体意识和空间意识要求很高。起初可以协助宝宝完成，但最终还是让宝宝自己来。鼓励宝宝侧走、倒着走、蹲走，这对发展他的视觉调整功能很有帮助。

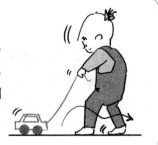

发展运动：15—18个月

● 要严肃地对待宝宝的耳部健康。

● 饮食的问题可能会导致耳部感染，对某些食物的不耐受反应可以引起耳痛。

● 耳部感染可能影响语言能力的发展，因为这会影响宝宝对声音和言语的接收和理解。

翻跟斗练习

令宝宝半蹲，家长站在左侧，往前倾斜身体，左手围住宝宝的腰腹，右手放在宝宝头颈部，如图所示，向前将宝宝翻滚一周。切记，右手一定要随着宝宝的翻滚往前走，确保宝宝的头颈得到保护。

在做之前，先拿一个布娃娃试验一番吧。

在充气球上练习降落伞反射

将宝宝面朝下放在一个大充气球上。往前滚动气球，降落伞反射会使他的双臂向地面方向张开。

确保宝宝的头是往下贴住球面的，这样球向前滚时宝宝会跟着翻一个跟斗。

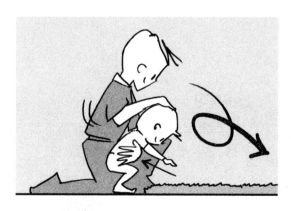

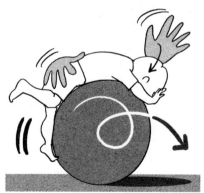

很快宝宝就会自己翻筋斗了，在此之前，要教会宝宝正确的方法。头要尽量靠向胸前，确保向前翻滚的时候不是用头颈支撑身体。翻跟斗要在软垫上进行。

上肢练习：15—18 个月

建议家长为宝宝在室内挂一个吊环秋千，这样用起来就不会受天气影响。注意在吊环下面放一个防止摔伤的厚垫子。

划船练习

"Row, row, row your boat..."

家长和宝宝相对而坐，手牵手，前后摇晃。宝宝后仰时要保持其上身挺直，将宝宝向前拉起时，让他的肘部弯曲，这个练习不要超过5次。

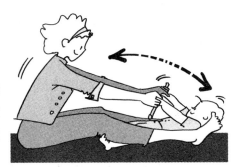

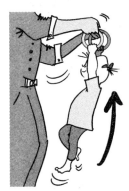

吊环练习

准备两个吊环，让宝宝抓着它们晃荡，如果宝宝手力不够，家长可把手握在他的手上。这个练习可以扩展宝宝的胸廓，帮助他深呼吸。

投掷需要宝宝具备时间意识，因为宝宝得知道何时放开手中的球。这个阶段的宝宝往往会过早放手。让宝宝常练习双手摆荡，如使用吊环，既有助于强化宝宝手肘的肌肉张力，又有助于增强宝宝的颈部力量，肩部、肘部、手部的肌肉张力不足会导致未来书写困难。

投掷练习

令宝宝站好，伸直手臂，高高举起一个球，然后把球向前抛出，投给家长。

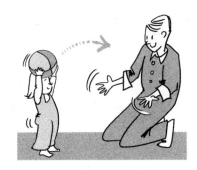

内耳前庭刺激

科学研究表明，大脑通路的建立与内耳前庭刺激息息相关。各种运动都会刺激内耳前庭系统，从而影响宝宝的身体和空间意识、肌肉张力和眼部肌肉自我调节并获得正确视觉图像的能力。内耳前庭系统对于肌肉张力的发育尤为重要，而肌肉张力不足是发育和学习障碍的主要病因。

球上或抱枕上的平衡感

让宝宝坐在圆柱形软器械上，向上稍稍抬起他的腿，这时会看到宝宝身体向前倾，以保持平衡。

前后推动圆柱形软器械，刺激宝宝的平衡反射。

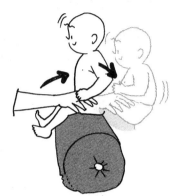

滑板和旋转训练

让宝宝面朝下趴在滑板上，腿向后伸直，头微微抬起，确保小手抓住滑板前缘不要被轮子压到。慢慢地推移及旋转滑板。

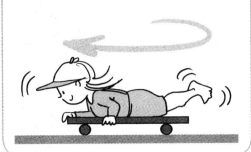

旋转练习也可以在转椅上进行，但最好还是买一个滑板。虽然结构简单，但店里买的一定比爸爸手工做的更安全好用。儿童滑板不同于普通滑板。孩子绝不可站在滑板上玩耍，或在没有家长监督的时候使用。

滚动和后仰

前庭刺激对婴儿的听觉、视觉和语言的发展都有重要作用。

充气球上的伸展活动

把宝宝放在充气球上仰卧,手臂越过头顶向上伸展,向宝宝头部方向推球直到宝宝双手摸到地面。先前后推球再左右推,令宝宝向各个方向伸展身体。

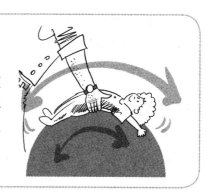

以上运动都能刺激前庭系统,从而影响宝宝的身体和空间意识、肌肉张力和通过眼部肌肉调节视觉并获得正确视觉图像的能力。

要密切关注宝宝的反应。如果宝宝表现出恐惧或不适,则家长需要考虑带宝宝去看医生,检查是否有耳部感染的情况,并改用较温柔的内耳前庭刺激训练方法,例如在椅子上做此运动。

宝宝成倒立姿势时,手臂会在降落伞反射的影响下自动向下伸直,保护头部。这一反射的发生完全是自动的,无须思考。此外,它还会伴随宝宝终生。

后仰练习

家长坐着,把宝宝面朝自己抱在膝上,宝宝的双腿环绕家长的腰。

家长往前弯腰,直到宝宝往后倾倒到近乎倒立的角度。

注意支撑宝宝的后脑勺、颈部和后背。

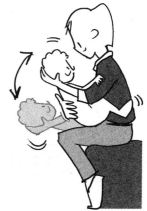

摇摆和滚动

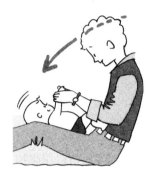

摇摆和滚动

　　家长席地而坐，让宝宝面对自己仰躺在大腿上，抓紧宝宝的手，然后前后摇摆，最好是跟着音乐或儿歌的节奏前后摇摆，或哼唱"Everybody rocking, rocking, rocking..."

- 前庭刺激对于听觉和聆听的能力很重要，也可以帮助宝宝抑制残存的原始反射。
- 聆听对于学习中所需要的视觉认知发展是至关重要的。
- 可以尝试播放有异域风情的歌曲，令宝宝的耳朵保持新鲜感。
- 给宝宝进行外语启蒙，对智力水平和大脑发育都很有益处。

像铅笔一样滚动

　　家长坐在几个垫子上，腿伸直，将宝宝横跨在腿上趴好，把宝宝的双手举过头顶，两腿放直，让宝宝从家长的腿上滚下，或者在两个大人之间的地面滚动，也可以找一个斜坡做这个动作。做完了，别忘了再给宝宝来个按摩。

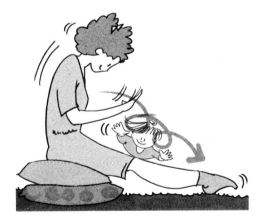

　　如果宝宝的手脚伸不直，不用担心，这是正常的。宝宝对某些身体部位的认识还不够。

音乐、旋律和歌曲

早期的听觉刺激对于宝宝的理解能力和语言学习是必不可少的。音乐活动可以简单到只有您的宝宝、您和您的嗓音，您的宝宝不会介意您的歌声是否悦耳，大胆尝试一下吧！您的快乐心态会传递给宝宝的。因为心态是耳濡目染的，不是被教会的。

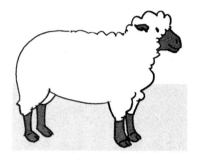

韵律儿歌和歌曲

家长可以坐着，把宝宝抱在膝上，哼唱的时候，随着节奏上下颠动并左右摇晃宝宝，还可以用脚拍地打节拍。

Baa baa black sheep, have you any wool？

Yes sir, yes sir, three bags full.

One for the master and one for the dame,

And one for the little boy who lives down the lane.

您可创编也可以背诵儿歌，同时用手有节奏地轻拍宝宝的身体。

> ● 每种身体的姿态都包含韵律。
> ● 能发声的玩具都很好玩，即使只是敲击锅碗瓢盆，也能帮助宝宝发展节奏感。借鉴本书前几章提到的方法，自制一些乐器吧！
> ● 音乐的作用非常大，听音乐可以开发宝宝的智力潜能。正如食物滋养宝宝的身体一样，音乐元素，如旋律、音调、和声，可以滋养他快速发育的大脑。

沙槌的妙用

让宝宝手握一对沙槌，或摇铃、铃或鼓等，让他随着熟悉的音乐或歌谣节奏弄出响声，也可以选择一些字词或者人名等，做同样的练习，如梨(一拍子)，苹果(两拍子)，西红柿(三拍子)。

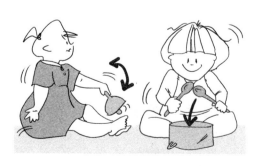

舞蹈练习

大脑中负责音乐和数学的功能部位是相互联系的。要时常训练这两个部位，它们在人一生中的各个年龄段都很重要，因为节奏感对于数学的顺序性学习记忆和运动计划的发展都很有帮助。

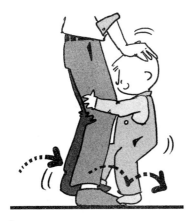

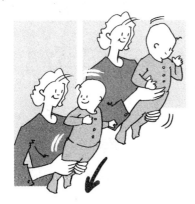

舞蹈

● 引导宝宝跟着音乐的节拍走步，走上一段时间就停下来，接着：

● 让宝宝屈膝颤动。

● 让宝宝踩着家长的脚，一起左右晃动，不着力的脚应抬离地面。

● 加大晃动幅度和每只脚单独站立的时间。

● 抓住宝宝的腋下，摇晃宝宝。本书为不同发育阶段设计了很多类似的活动。

屈膝颤动对发展膝盖肌肉张力很有帮助，而张力的增强令宝宝可以独立行走、攀爬、抬高膝盖跨过障碍、上楼梯以及爬上家具等物体。跳舞的时候注意节奏，跳一会儿，停一会儿，再跳，再停，这样的变化可以促进节奏感的形成。如果宝宝还不会独立行走，家长可以举起宝宝。强迫宝宝尽快学步并不会对宝宝有任何好处，让宝宝按照自己的步调长大吧！

视觉练习

所有的球类和气球类游戏都会对宝宝的视觉追踪和对距离变化的视觉调节能力有辅助锻炼作用。

用苍蝇拍击打气球

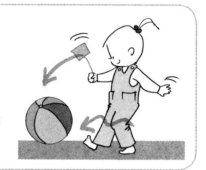

示范给宝宝看用手来回击打悬挂的气球，先用一只手，然后换手。

接着家长帮助宝宝握住苍蝇拍并教其如何拍打气球。

滚球练习

和宝宝相对而坐或跪，和他来来回回滚动一个直径大约20厘米的球。

所有球类的游戏，都需要宝宝调整双眼视觉来追踪移动目标，同时也能很好地训练他学习在恰当时间放开手中物体的运动技能。

降落伞游戏

用柔软的材料制作一顶降落伞，将降落伞抛起时和宝宝玩藏猫猫的游戏，还可以把一些气球放在降落伞上，然后抖动降落伞，使气球上下颠动。也可以把气球换成玩具熊等。

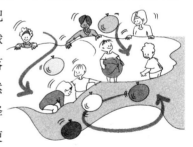

- 学步期的儿童对于他生活空间内的任何东西都很关注，看到的任何东西都想得到。
- 他们如同运动机器甚至喜欢旋转到跌倒。
- 内耳神经所传送的信息能影响眼部肌肉，对于视觉的发展也很重要。
- 学龄儿童普遍出现的视觉困难是由远及近的视觉调节。

视觉认知

● 良好的听力有益于视觉认知的发展。

● 经常给宝宝看画着他身边熟悉的动物或物品的图画书是很重要的。

● 运动对于视觉认知的帮助是非常显著的，实践是通过视觉认知经验学习的最好手段。

熟悉的事物图片

每天给宝宝读书，并让他看熟悉的动物或物品的图卡和字卡来让他进行视觉认知。（记住：一页图，一页字，不可把图和字放在一页纸上。）

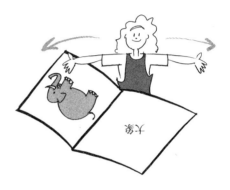

逐渐导入更抽象的概念，比如大和小。

制作一个剪贴簿，里面贴上宝宝最近去过的地方的图片，如动物园、海滩、公园、火车站或商店。常常和宝宝一起读剪贴簿，这也有助于他发展语言能力。

视觉认知随时随地通过宝宝的运动都在进行着。即使宝宝在随着儿歌摇晃摇铃，也在进行视觉认知。

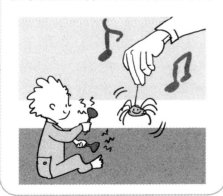

大多数成年人都是通过视觉认知来进行阅读的，这种习惯是多年积累的结果。这种形象化可以锻炼大脑的通路，也是自婴儿期就开始发展的运动计划所需的核心技能。视觉认知也是影响行为举止的一个方面。成年人认识世界总是通过因果推算，而婴幼儿期这一技能还没有发展，主要依赖直观印象。

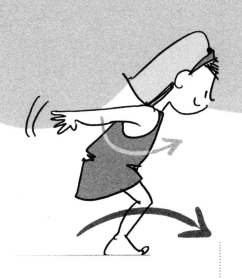

第四阶段

1岁半到2岁

在这个阶段，大多数宝宝还处于1岁时的双侧协调阶段，双侧协调指身体两侧做相同的动作。脑有两个半球，左半球控制右侧身体，右半球控制左侧身体。而在这个年龄段，宝宝会同时使用两侧身体做同一件事，比如儿童滑板、用手指画画等，他们会任意使用哪只手或者两只手同时使用，这取决于她需要的物品放在了身体的哪一侧。

注意：宝宝一般要到2岁半以后才能明确她的惯用手，家长切不可强加催促。

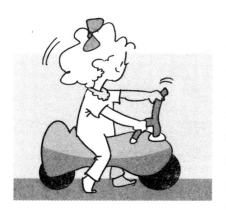

在双侧协调阶段，婴儿不断地练习他们已经掌握的动作及控制能力，由此提高、巩固及完善它们。婴儿通过不断重复使他们的运动能力更完美，使大脑中神经网络的工作效率更高。不断地屈膝颤动对肌肉进行刺激才能形成新的技能——跳跃（双脚离地）——2岁孩子的里程碑！空间意识和协调运用四肢，并保持身体平衡的能力，是需要不断练习的，这样神经通路便可在大脑中建立。

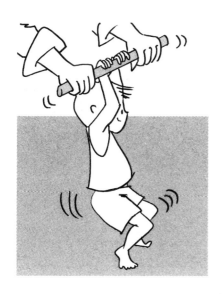

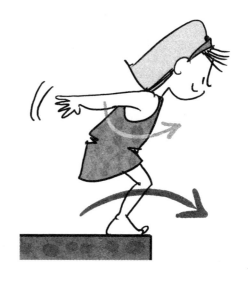

给宝宝做按摩

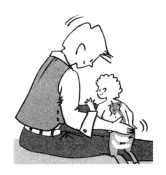

令宝宝面朝下趴在地上或横卧在家长的大腿上，对她进行背部按摩，同时哼唱儿歌。如果宝宝抗拒按摩动作，那么试试别的按摩方式吧。

正面按摩

使用轻拍或轻揉的方式来按摩宝宝的脸、头、胸、腹部、腿和手臂，一次用一种按摩方法，同时伴唱童谣或者歌曲。

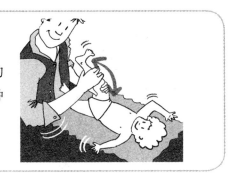

背部按摩

可以模拟天气的变化进行背部按摩。让宝宝面朝下趴着，模仿细雨的触感，长时间轻抚宝宝的背，再模仿大雨和雷电等，用不同的方式轻抚宝宝的背。

等到宝宝20个月大时，如图将她摆放成鳄鱼的姿势，注意按这个顺序摆放：先是腿、然后手臂、最后头部。

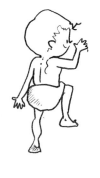
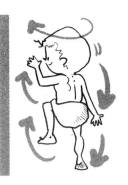

触摸给予宝宝真实感，它不仅提升宝宝的身体意识，也帮助宝宝认识外界事物。宝宝需要很多的触摸，来发展日后独立生活所需的稳定情感和社交能力。

结合运动和音乐进行按摩

点头、全身扭动、弯腰、蹲起和跳跃，这些动作都非常有趣。它们向大脑发送的信息可刺激宝宝的动作节奏感，节奏感可以帮助提高协调能力。

按摩的过程中，按到哪个部位，就要对着宝宝说出它的名称。

有些20个月大的宝宝已经能够独立做四肢运动了，如双臂一张一合，而有些宝宝还需要更多这样的练习。重复性的动作和歌曲可以加强自大脑思维区域到运动区域的通路，然后通过神经向外传达来运动肌肉，为肌肉和韧带提供了绝好的按摩。

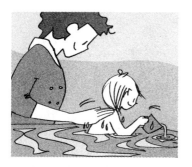

玩水

宝宝都爱玩水，玩水不仅限于洗澡的时候，家长可准备一个轻便浴盆，配上各式可以挤捏、喷水和盛水的玩水容器。

Hickory, Dickory, Dock

儿歌和按摩搭配，能够事半功倍。可以一边哼歌，一边用手指在宝宝全身游走，像小老鼠一样，注意不要咯吱宝宝。家长可以坐下来，把宝宝放在腿上，一边颠腿一边唱歌。

Hickory, Dickory, Dock,（上下摇晃）

the mouse ran up the clock,（抬高膝盖）

the clock struck one,（轻轻振动一下）

the mouse ran down,（膝盖放下来）

Hickory, Dickory, Dock.（上下摇晃）

很多儿歌都适合在按摩时唱，可以给肌肉和韧带带来很多种感觉经验，每天至少来一次吧。

跟着音乐运动

● 跟着口令做动作，可以帮助宝宝有节奏地运动并建立思维及动作之间的联系。

● 在做这些运动时，宝宝仍然需要帮助。

> 这些活动可以把内部运动与外部音乐联系起来，进而增强大脑与身体的协调性，还可以强化宝宝对速度、节奏和时间的认知，并且帮助她发展肌肉张力、灵活性和大动作协调能力。

系列练习

跟着音乐的节拍，指导宝宝上下挥动胳膊，然后是里外开合。在未来接气球或者大球时会用到这一动作。

注意发令：预备，手臂上举——手臂张开——手臂并拢。

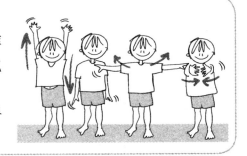

律动

家长和宝宝相对而立，宝宝应两脚略分开。边唱，边指向宝宝身体的对应部位。

Head, shoulders, knees and toes,

Knees and toes, knees and toes,

Head, shoulders, knees and toes,

We all clap hands together.

可以在指到身体部位时略微停顿，等待宝宝找到该部位。

可以沿用头、肩、膝盖、脚趾的顺序。

这个练习要慢慢地做，很多宝宝做不了太快。

过程中要经常给予帮助，并不断重复练习。

根据宝宝的能力来变换不同的身体部位。

做律动时可以使用豆袋或节奏棒。

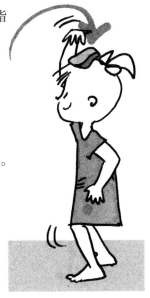

儿歌与运动

　　每种文化都有自己的童谣。家长们也可以自创一些独门小曲儿，内容可以是日常生活中常见的事。要尽量多地重复这些小曲，宝宝也许能跟着哼出些声音或含混不清的字，多次练习之后，家长留下最后一个字让宝宝来接，或至少哼出个类似的声音。

Jack and Jill

　　Jack and Jill went up the hill.(家长坐好，把腿向前伸直，让宝宝坐在膝上)

　　To fetch a pail of water.(屈膝，上下颠动宝宝)

　　Jack fell down.(双腿再次伸直)

　　And broke his crown.(让宝宝横卧在您腿上)

　　And Jill came tumbling after.(沿着您的双腿滚动)

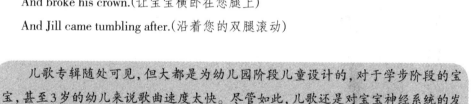

　　　　儿歌专辑随处可见，但大都是为幼儿园阶段儿童设计的，对于学步阶段的宝宝，甚至3岁的幼儿来说歌曲速度太快。尽管如此，儿歌还是对宝宝神经系统的发育大有好处。因此，家长们，加油学习更多的儿歌吧，然后放慢速度唱给宝宝听！

Rocking all about like a boat on the sea

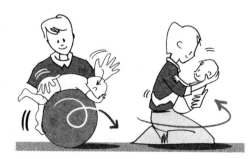

　　Rocking all about.

　　Like a boat on the sea.

　　Rock, rock, rock, rock.

　　Rock along with me.

唱的时候，可以使用充气球、蹦床、床或者圆柱形软器械摇晃宝宝。

肌肉张力的发展

● 等宝宝能更加自如地运用自己的身体以后，就可以和她一起做更复杂的运动了。

● 可以通过低语，加强宝宝的注意力，使其专心聆听。

● 除非有紧急情况，一般不要选择大声说话和吼叫的方式引起宝宝的注意。

鼓励宝宝探索身边的世界吧，这可以帮助她认识自己和周围的环境。探索的过程就是形成新的大脑通路的过程。注意保持家中空间的宽敞和安全。这个年龄段，宝宝几乎不再需要双臂来维持一些基础平衡了。

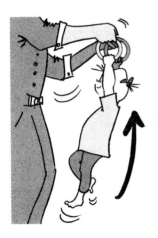

吊环运动

家长手持两个吊环，让宝宝双手抓牢，注意手的握姿要正确。轻轻提起吊环，让宝宝双脚短暂离地。如果宝宝的手力不够，您的双手可握在宝宝双手上。

攀爬练习

宝宝是见什么都想爬上去的，家具就非常有趣。特别需要注意的是，攀爬的过程中双手的抓握姿势要正确。一定要保证四指在上，大拇指在下。攀爬过程中，可以引导，如没有必要，请不要帮忙。

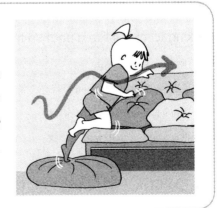

上身的发育

这个阶段的宝宝还有一个爱好，就是抓住横杠晃悠。可以买一个有6根梯级、梯级间相隔23厘米左右的梯子，或是一个吊环。或者，您可能把卫生间的旧毛巾架废物利用。做抓杠练习的时候，注意在宝宝脚下垫上足够厚的垫子。

> 手推车运动(即双手行走)和抓杠都是很好的练习。对于较胖的宝宝，可以改用一根牢固的扫帚把，由两位家长肩扛着。家长一手稳住扫帚把，一手稳住宝宝，让宝宝挂在杠上摇摆。手推车运动可以锻炼手、臂、躯干和腹部的肌肉，对大运动和精细运动技能的提高也很有助益。如果宝宝的腿部力量足够，则握住她的髋部或大腿。有些孩子可能会因支撑不住而不能完成这个运动，因为其肌肉张力还有待发展。

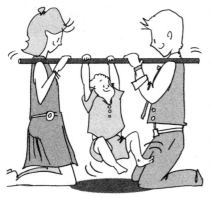

抓杠和吊环运动

这个阶段的宝宝特别喜欢抓着杠子晃来晃去。做这个练习时，确保正确抓握姿势——四指在上，拇指在下，在宝宝未能独自抓牢杠子时，可以握在宝宝的双手上，帮助她抓牢，并且注意宝宝脚离开地面的时间要短暂，时长控制在宝宝可以坚持的范围内。

手推车练习

如图所示，先在平地上进行双手行走练习，接着就可以搭建一座独木桥，像推手推车一样让宝宝过桥。

逐渐增加桥的高度。

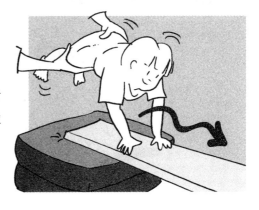

动物运动

● 动作的停止和开始可以刺激宝宝运动中的节奏感,对于运用短语和加强思维能力也很有帮助。

● 以下练习还能帮助宝宝提高平衡感并训练宝宝对突来的指令做出回应。

● 动物儿歌对于宝宝的自由运动来说是非常好的。

● 模仿动物也有助于非常重要的视觉认知能力的发展。

小狗或者小狮子

让宝宝自己选择要模仿猫、狗、马、老鼠或是狮子。

不仅要模仿一种动作,同时还要模仿不同动物的叫声和不同速度的运动。

注意,宝宝手掌放在地面上的正确姿势——手掌平展。

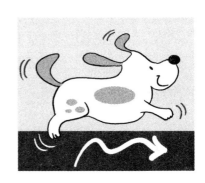

Elephant

An elephant goes like this and that,

He's terribly big and he's terribly fat.

He has no fingers, and he has no toes,

But goodness gracious, what a nose!

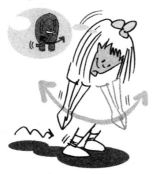

在这个年龄段,宝宝已经在试着协调调度两侧脑半球共同完成任务,为下一阶段做准备——身体双侧学习做不同动作,身体上半身和下半身也可以做不同的动作,如骑三轮车或模仿大象的动作,如图所示。

内耳前庭刺激之弯腰和旋转

● 听音乐抚摸身体，可以把内部运动与外在声音联系起来，从而促进大脑与身体的协调。

● 宝宝已经可以慢慢掌握音乐的节奏了，家长可以尝试放慢动作，但仍旧跟着节奏。

● 慢慢转圈是很好的练习，可以帮助抑制某些原始反射。

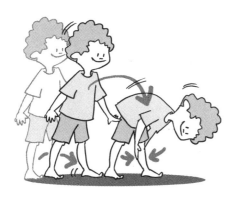

触碰自己的身体

这项练习训练宝宝跨越身体中线，为大脑进一步发育作预备。

让宝宝跨开两腿站好，双臂垂在两侧。让宝宝左腿向前迈一步，弯下腰，用双臂抱住左腿后数4下。换一侧重复刚才的动作。两条腿分别练习5次。

旋转练习

家长坐在转椅上，宝宝坐在家长膝盖上。缓慢地旋转转椅，向左转5次，再向右转5次，每次约30秒。每次旋转前，停止片刻，触摸宝宝身体的5个部位，并告诉宝宝身体部位所在位置。您可能注意到宝宝的眼睛总是睁着，因为这个年龄的宝宝几乎不能自主控制这一动作。

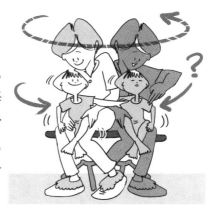

所有练习都要根据宝宝的能力来。如果宝宝抗拒某样练习，很可能是因为她的能力还不足以完成这个动作，或者她感到身体不适，特别是旋转很可能引起耳朵的不适。如果宝宝有这些反应，请家长降低练习的难度！

手推车、抓杠运动和旋转

这个年龄的宝宝,可以考虑给她买一个吊环,可以一直用到宝宝上学,甚至更久。宝宝喜欢抓住横杠摇摆和旋转。当然,您也可以动手做一个,再用粗尼龙绳绑牢,只是要保证安全,吊环下面一定要垫垫子。

注意,所有练习都要尽量慢慢进行,因为动作越慢,肌肉和韧带的神经中枢获得的刺激就越多,这个阶段是大脑接收多种感官刺激信息的重要阶段,为以后的感官统筹打下基础。以下练习提供了丰富的内耳前庭刺激。

手推车练习

托住宝宝的大腿根,像手推车一样推动她用手行走。如果宝宝表现出支撑身体很吃力,家长的手就可以沿大腿再往上移一些,多给些支持。注意宝宝的身体和双腿要保持伸直。

可以在宽的平衡木或小斜坡上进行这个练习,最后再来个前滚翻。注意前滚翻时要头向下,而不是向上翘起。保证宝宝的头颈安全。

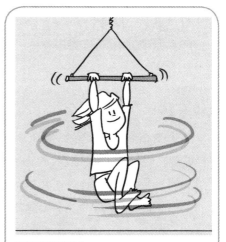

摇晃和旋转

在秋千、吊床或转椅上摇晃或旋转宝宝。

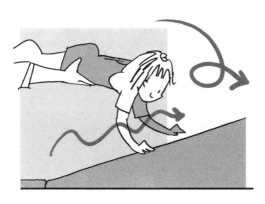

平衡练习

- 平衡是在婴儿原始反射被充分抑制后形成的自发功能。
- 在宝宝运动过程中扶宝宝的手对于她平衡能力的发展是有反作用的，家长在代替她保持平衡。

单脚平衡

令宝宝一只脚站在地上，另一只脚搭在皮球上站一会儿，再反过来。接下来，练习带球走或是踢球。

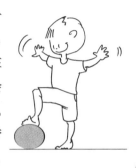

爬楼梯

找一段高低合适的楼梯，让宝宝爬爬看。

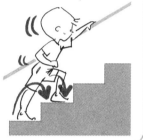

跳圈圈

22个月的时候，有些宝宝已经很会双脚跳了，这时就可以训练她跳进地上平放的呼啦圈，或是跳越障碍，如一根绳索。这些动作需要很好的平衡感。

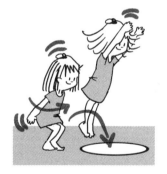

平衡感是在无数次失去平衡后获得的。刚开始爬楼梯时，有些宝宝可能会手脚并用，但随着平衡能力的提升，她会慢慢学会左右脚配合上楼。先是两脚先后迈上同一个台阶，接着是一脚一个台阶上楼。这个阶段的宝宝很少能够一边说话一边保持平衡。

进一步的平衡练习

● 运动增进平衡感,也可以加强肌肉张力。

● 平衡感需要良好的肌肉张力和身体意识,因为保持平衡需要两侧身体协调发力。

● 在进行平衡练习前,先要有足够的内耳前庭刺激练习。

大球练习

让宝宝趴在直径65厘米左右的充气球上,往前方和两侧滚动球。换个姿势,让宝宝坐在球上,做一样的滚动。

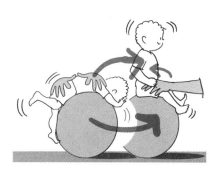

平衡板练习

准备一块大约1.8米长、19厘米宽的板子,板子下面放一个细圆棒,令板子能自由前后倾倒。令宝宝在板子上行走,伸开双臂保持平衡,家长可以把手轻放在宝宝手肘下面,随时准备在她失去平衡时伸手抓住她。当宝宝走平衡木时,让她不要盯着自己的脚,而是注视悬挂在木板尽头与眼睛高度相同的玩具。

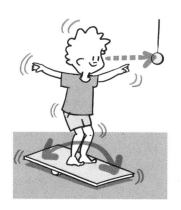

宝宝最终能够直立行走,是借助于早期的原始反射、不断地重复性运动及平衡反射的发展。这些反射还促进了肌肉张力、身体意识、空间意识,以及触觉、视觉和听觉技能,这些能力对于保持直立的身体姿态都很重要。平衡和身体姿态对于身体的协调性和更高级的运动能力的发展是必要的。

婴儿打击乐队

时间和节奏是相关的。有节奏的协调运动才能产生流畅的运动，没有协调性，会导致宝宝节奏缺乏。时间意识，即对速率、节奏和时间这三者的感知。节奏感差的宝宝往往难适应作息时间的变化。

节奏练习

训练节奏感有很多种方法，家庭自制的乐器，如装有米粒的塑料瓶、2根节奏棒(选择23厘米长、直径为2.2厘米的棒子，棒子一头用无毒颜料着色，还可训练颜色意识)、手摇铃、平底锅、木勺敲击倒扣过来的冰激凌盒，都可以演奏出很棒的音乐。

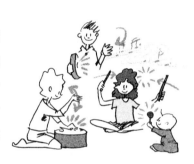

敲敲打打或哼唱音乐，注意变化节奏，时慢时快，偶尔骤停。

节奏棒和沙槌

用节奏棒和沙槌敲地面对掌握节奏很有帮助，两只手同时或交替敲打地面，可变换敲打方法，如高举头顶，双臂向下，或用乐器轻拍自己的身体。一次可以使用4—5根节奏棒，还可以换颜色。

也可变换不同方法敲打节奏棒——重击和轻敲。

有条件的话，找几个大一点的宝宝和您的宝宝组成一个乐队。

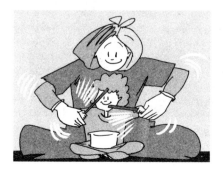

这个年龄段，可以帮助宝宝练习在同一时间做两件事。敲打乐器，拍手和唱儿歌，都可以刺激到宝宝的内耳前庭系统，使她的身体运动更加和谐。

通过舞蹈来训练运动计划能力

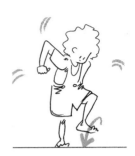

- 足够的运动能力是做运动计划的前提。
- 情感可以借助舞蹈表达。
- 一系列组织、规划好的律动能加强运动计划能力，并增强感官刺激。
- 自由舞蹈也是个很好的选择。

　　这个阶段的宝宝运动计划能力和序列意识还不强。因此，每次跳舞的时候，按顺序编排的动作以2—3个为宜。如果家长一次给宝宝的口令超过她的年龄，宝宝很可能记不住全部，只能完成最后一个动作。

圆圈舞的各种舞步

- 一群家长和宝宝围成一圈，手拉手，走八拍，然后停下。每次停下来，做个动作，如屈膝颤动或跺脚，每个舞蹈不超过2—3个动作。
- 向中间走4步，再走4步退回来。为了加大难度，可以大小步幅交替。
- 拍手或跺脚，快慢结合，一共做4次。
- 让宝宝踮起脚，伸手够高处。
- 沿着圆圈跳舞的时候，不要手拉手。停顿的时候，跺脚、拍掌或拍打身体部位。
- 宝宝和家长两两拉手，原地转圈，然后蹲起并跳跃。
- 和宝宝一起转圈跑。如果宝宝不沉，还可以抱她转圈。这个阶段的宝宝喜欢自己旋转。

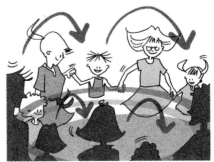

- 重复圆圈舞蹈。
- 这些动作是很好的内耳前庭刺激，但如果家长腰背不好，请不要抱宝宝做任何训练。

感觉、运动和知觉活动

感觉运动是知觉能力的前提，大脑理解了宝宝在运动中接收到的信息，就是知觉。家长要确保宝宝可以触摸、闻到、吞咽、听到、感觉到的物体都是安全的。

随着早期所学技能得到巩固加强，新的神经生长使宝宝新的技能得到发展。

肌肉受大脑的控制。大脑向肌肉发送信号的能力取决于大脑的功能和宝宝运动经验的多寡。

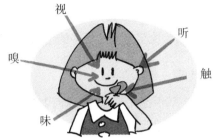

视
听
嗅
触
味

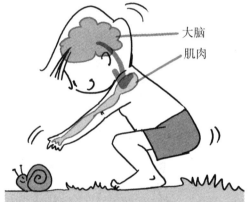

大脑
肌肉

> 只要外在环境好，大多数宝宝的运动能力都能得到很好的发展。如果外界环境不理想，或是家长忽略了感觉运动刺激和感知活动在宝宝成长初期的重要性，在学龄前阶段可能会缺乏感觉运动刺激。从出生到学龄前，宝宝所获得的一切感觉运动刺激及各项能力的发展与加强，都是为在学校里的学习打根基。

> 需要注意的一点：所有沟通技能，阅读、书写和讲话能力，还有体态，都是以运动为基础的。
>
> ——Jack Capon，运动和知觉活动项目创始人

注意：书写要求具备精细动作协调能力，而精细动作协调能力的发展是所有感官功能和大运动协调能力发展的结果。

豆袋和气球

● 豆袋和气球对于训练机械运动能力和时间意识——包括对速度、节奏和时机的把握十分有用。

● "我什么时候松开豆袋，它才能去我想让它去的地方呢？"宝宝需要学习如何运动及如何把握运动时机。

● 为了给宝宝创造更多的色彩经验，可以使用红、蓝、绿、黄、白、黑色豆袋。

抛接气球

宝宝双手抱住气球，把球向上扔到天空中，你能抓住它吗？

训练宝宝张开双臂，等气球落下时，合拢双臂夹住气球。

递送豆袋

用两只手相互传递豆袋，并且说出豆袋的颜色。

这个动作的目的是学会松手，放开手中的豆袋。试着一手在上、一手在下，距离几厘米远抛接豆袋。

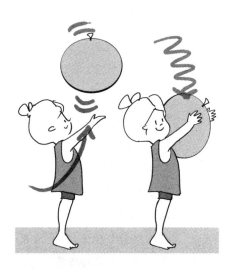

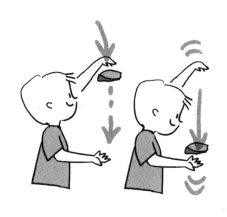

以上练习可以训练宝宝基本的运动计划能力、精细运动技能，以及对身体部位的认知。在上述抛接豆袋的游戏中掌握准确的时机是很困难的，但是有规律的练习会在大脑中建立强大的通路，以后做这游戏就会轻而易举了。

球类练习

- 所有的宝宝都喜欢球，不论是大球还是小球。
- 宝宝都喜欢滚球、追球以及抓球。
- 很少有宝宝能够用苍蝇拍击中球，即使是动得很慢的气球。
- 有时宝宝会用拥抱的姿势接住球。
- 家长应准备不同型号的球，最好是软的充气球或是橡胶球。硬球可能会让宝宝受伤。
- 所有的练习都要重复很多次才有效！

滚动和颠球

家长和宝宝相对而坐。让宝宝双手握球，或滚或颠到家长这边，重复数次。然后让宝宝一只手完成这个动作，双手轮流做。家长每次接到球后，把球滚给宝宝。

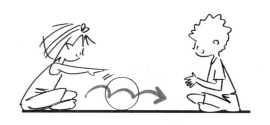

用球来训练运动计划能力

让宝宝站着扔掷手中的球，最好是网球大小的软球。如果宝宝的手够大，就鼓励她只用一只手抓住球——宝宝通常会用离球近的那只手抓球。鼓励宝宝高举手臂投掷，如图所示，并且鼓励她扔球前把球贴在耳朵边。两只手轮流进行。

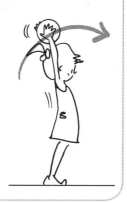

玩球对于训练宝宝的时间意识非常有效。做扔掷动作时，大脑得向相关肌肉和韧带发出大量信息，指导它们何时松手。这就需要更高级的运动技能和手眼配合能力。在某种意义上，这个阶段是个困难的阶段，宝宝还未发展出惯用手，也还不能做跨越中线的运动，因此，他们投球时会使用哪只手，取决于球放置在身体的哪一侧。

呼啦圈练习

● 玩具店和百货商店都能买到儿童用的呼啦圈。

● 每次呼啦圈练习结束时，都让宝宝滚动呼啦圈。

大多数一两岁大的宝宝只能记住1—2个指令。如果您的宝宝不会双脚跳，那就不要叫她做这个动作。记住，不管您告诉她多少次，她都会因为想着如何双脚跳，而忘了您的指示。所以，当她在琢磨怎么跳时，要么去帮助她，要么就干脆让她换个她会做的练习。每个孩子的发育都会略有不同。

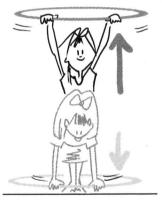

用呼啦圈促进概念的认知

引导宝宝：

1.站在置于地上的呼啦圈中心，捡起呼啦圈举至头上，再放到地上。

2.站在呼啦圈内，沿着呼啦圈内沿走动。然后，一只脚在圈内，另一只脚在圈外，绕呼啦圈走动。

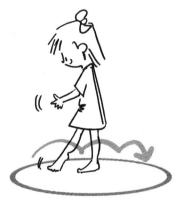

3.同样沿着圈走，一会儿向前走，一会儿倒着走。

4.站在圈中央，左右摇摆身体，成单脚站立姿势，如同做"tick-tocks"练习。

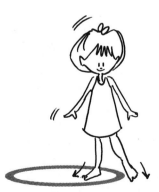

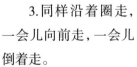

5.站在圈边上，横着跨入圈中，再横着走，跨出呼啦圈，如图所示。

每种动作重复3—4次。

彩带练习

- 本节练习训练的是宝宝的平衡能力。
- 准备六条大约2米长的彩带或一根跳绳。彩带的颜色应为红、蓝、黄、绿、白和黑色。宝宝在学会说颜色的名称前就可以把相同颜色进行配对了。
- 每个练习重复5次。

在彩带上行走

把1—2条彩带伸展开，平放在地上，让宝宝站在彩带的一端，然后让宝宝：

沿着彩带走到另一端，再走回来。她能用先脚跟着地到再脚趾着地的方法走吗？

双脚分别在彩带两侧向前走；

侧身双脚踩在彩带上，沿着彩带横着走；

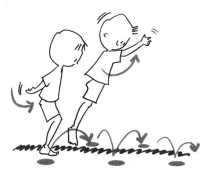

双脚分开，分别在彩带两侧，顺着彩带向前跳，再跳回来。这些活动是针对会双脚跳的宝宝的。

沿着彩带爬行

训练宝宝模仿老虎的姿态，用手和膝盖接触地面，沿着彩带来回爬行。再换成模仿熊的步态——熊的动作特点是同手同脚。

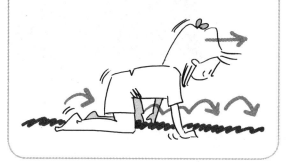

家长可适时给予帮助、表扬和拥抱。记住，宝宝才刚刚学会行走，做成这样已经不容易了。重复练习对于脑中通路的建立和加深非常重要。另外，练习中要不断告诉宝宝彩带的颜色，便于发展颜色识别能力。

视觉追踪

- 视觉追踪练习提升宝宝用眼睛跟踪移动的物体的能力。
- 经验的积累是视觉功能发育的关键,所有的感官刺激对视觉发育都有作用。
- 味觉也能影响视觉发育!留意宝宝喜欢把任何东西都放在嘴里尝尝。
- 所有的活动都能促进视觉发育。

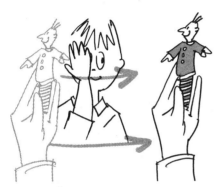

视觉追踪

任何滚动的游戏都对培养视觉追踪和协调能力有帮助。

让乒乓球沿着呼啦圈内侧地面滚动,可以短暂地吸引宝宝的注视。

在地上滚球或者旋转,把球放进什么容器里面再拿出来,把球放进纸筒再滚出来等,都是很有意思的游戏。可以遮住宝宝的一只眼,训练单眼追踪能力。然后练习两只眼睛追踪一个物体——如果可能,尽量保持头部不动。

手电筒光点追踪

在黑暗的房间里打开手电筒,让宝宝用自己的光束跟踪您的光束。然后,换您的光束追踪宝宝的光束。

让您的宝宝自己照射房间中的物品,然后视线跟着光点穿越房间的每个角落,不要移动头部。这个游戏可以有很多的变化。

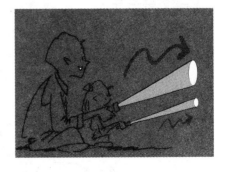

有些人的视觉感知不好,并非因为看不到,而是看到却无法理解。这种情况就会导致阅读和学习障碍。宝宝要接受综合全面的感官刺激才可提高视觉感知能力。

视觉认知

● 视觉认知是一种记忆运动模式、一系列有序声响、事物样子和触觉的能力。视觉认知是一个很重要的学习工具。

● 这一阶段的宝宝，绘画的笔法还局限于用任意一只手画简单的上下直线和圆圈。随着身体意识和视觉认知能力的提高，她的绘画水平会逐渐提高。

● 这一阶段的宝宝会一下子爱上看图画书。

图画书和相册

家长可以收集宝宝生活中常见物品的图片或照片，制作成一本特殊的剪贴本。和宝宝一起看这本剪贴本，讨论看到了什么：它能发出声音吗？看大量的图片或者读短故事，一次次重复她最喜欢的部分，有助于亲子关系、视觉认知和语言意识。

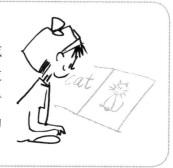

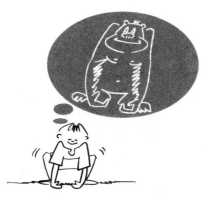

模仿人或事物

这个阶段的宝宝热衷于模仿他人。模仿是视觉认知的外在表现，应该鼓励宝宝勤加模仿。如果能够装扮起来，宝宝就更喜欢了。如模仿家里的宠物，某个家庭成员，假装做饭或浇花，甚至模仿摩托车和火车。所有这些模仿对于视觉认知的发展都是极好的。

能够在脑海中"看到"某本书里文字的人，具有强大的视觉认知能力，成年人是通过视觉认知来进行阅读的，这一能力是从婴儿期开始发展并通过长期的积累获得的，是运动计划能力所必备的技能。

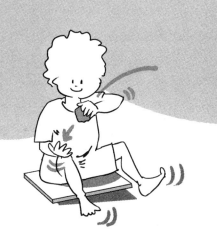

第五阶段

2岁到2岁半

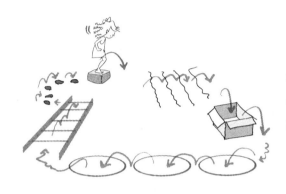

这个阶段,随着身体和空间意识的不断提高,宝宝的姿态和平衡感也得以提升,随着流向大脑的各个感官信息实现统合,大脑能够做出更加精确的反应,同时,运动计划能力也得以进一步提高。

这个阶段过去以后,宝宝的协调性和认知能力还会有很大的提高。

平衡感和协调性对于宝宝非常重要。如果您对该阶段宝宝的平衡感与协调能力产生担忧,一定不可置之不理,因为此时的一点帮助会为将来扫除障碍。不管宝宝遇到怎样的障碍和瓶颈,要坚信,宝宝的智商是

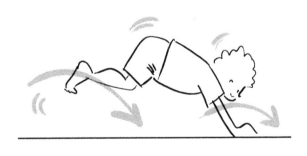

没有问题的,只是大脑需要更多的正确刺激而已。即使是一台最高端的电脑,也要装上应用软件才能物尽其用。对于宝宝,是一样的道理!

这个阶段的宝宝有可能出现一些不良行为,家长切不可惯坏宝宝,不要受控于宝宝的坏脾气,一定要坚持原则,尤其在饮食方面。因果关系在这个年龄段开始被建立。Burton White,儿童发展专家兼"Parents as Teachers(家长即是老师)"创办人,指出:宝宝从5个月大时,就开始试着控制家长了。

鳄鱼式按摩

● 将鳄鱼式俯卧姿势和按摩结合起来,会让宝宝觉得按摩很有趣,这样家长就能更轻松地进行按摩。

● 这个按摩方式的要点在于:慢速、协调及流畅地在同一时间变换头、手臂、腿的姿势。

按摩方法

把宝宝置于鳄鱼式俯卧姿势,一侧手腿弯曲另一侧伸直,然后像以往那样按摩宝宝的身体。

试着让宝宝以图示的姿势俯卧,边按摩边用言语告诉宝宝一边是伸直的,另一边是弯曲的。

然后变换姿势重复数次。

鳄鱼爬练习

帮助宝宝体会用单侧手脚往前爬行的感觉,宝宝最初做这个训练时,您要协助宝宝变换姿势。在移动中学会协调头与四肢,即在同一时间完成这些动作:右臂与右腿下滑,头转向左侧,左臂与左腿向上滑动并弯曲,左手拇指指向鼻子,并用双眼注视该拇指。来回变换姿势5次。

为了达到最佳效果,使大脑获得尽可能多的感觉信息,让宝宝尽可能慢地做这个动作,最好能控制在每分钟爬两步的速度。还可以随着宝宝的爬行哼唱儿歌,或者数数。

在安全的前提下,让宝宝赤足以通过脚底接受更多的触觉感受。宝宝靠脚和眼相互配合保持平衡。鳄鱼爬练习有助于确保婴儿期的原始反射不再影响宝宝的协调能力。这一特定的动作可以起到发展身体意识、运动计划、肌肉张力、视觉及听觉通路的作用。

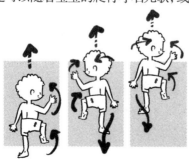

沙滩天使练习

科学实验证明，未接受刺激的大脑中的神经通路比接受刺激的要少，感觉统筹在这时刚刚开始，并且宝宝开始理解左右的概念了。

沙滩天使练习

这是个传统的训练方法，对于提高宝宝的身体意识、两侧意识以及交叉式运动（右臂与左腿，左臂与右腿，如走正步）都有显著作用。

让宝宝笔直躺在地面上，引导他缓慢地移动双臂和双腿，向外张开，向里并拢，往上、往下，分别做或一起做。按照音乐的节拍跟着您的口令做。

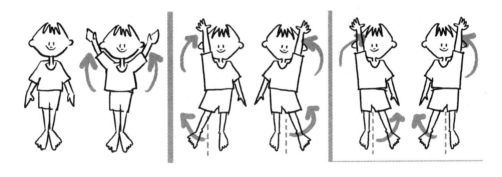

接下来，让宝宝躺在地面上，慢慢向上滑动同侧的手臂和腿，并成弯曲状，使弯曲一侧手臂的拇指与双眼在同一水平线上，双眼注视拇指。两侧身体轮流做，重复5次。

最后，尝试交叉式运动，例如，让宝宝慢慢沿地面向上滑动右臂，举过头顶，同时左腿向外侧伸展。

沙滩天使训练可以偶尔伴随音乐进行，但最重要的是练习要慢速进行，这样可以使大脑中的通路建立得更加稳固。记住，每次只能发出1—2个口令，这个练习训练的是肌肉张力、身体和空间意识、精细运动技能、大运动技能以及掌握一些基本动作概念。

前庭刺激和身体意识

通过运动训练在大脑中形成的神经通路需要在宝宝出生后的前几年不断加以巩固。

摇晃和滚动

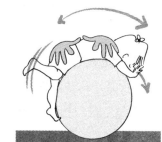

准备一个直径约21厘米大小的软球，让宝宝趴在球上，来回滚动摇晃球，这是个很好的内耳前庭刺激训练。还可以让宝宝坐在球上颠动，既有趣，又有助于宝宝发育。

- 运动练习过程中加入韵律儿歌，可以同时训练宝宝的记忆力和节奏感，因为宝宝是通过死记硬背来学习的。
- 可以让宝宝假装自己是只青蛙，当然，得让宝宝事先知道什么是青蛙。这种模仿是种极好的视觉认知练习。
- 青蛙跳练习对于肌肉张力的强化尤为有效。
- 训练宝宝跳跃的时候，一定要教宝宝屈膝，对于还不能完成双脚跳的宝宝来说，"Jack in the box"是非常好的准备运动。对所有的小家伙来说，这个练习还是很好的内耳前庭刺激。

1. 蹲下，跳起！

让宝宝跟着您的口令做动作。

Jack is quiet down in his box,（蹲下）

Until someone opens the lid！（跳起）

2. 蛙跳

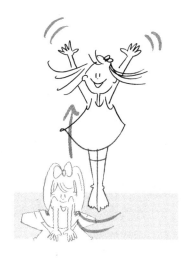

您说这首儿歌的时候，宝宝蹲下，双手平放在双腿之间的地上，然后如同一只青蛙突然跳起。

Mr. Frog jumped out of the pond one day,

and found himself in the rain.

Said he, "I'll get wet, and I might catch a cold",

so he jumped in the pond again.

滚动和翻跟斗

内耳前庭刺激一次不要超过2分钟，接下来做些静态的练习，因为2分钟后神经末梢已经迟钝，不再有反应了。内耳前庭刺激就像挠手心一样，一开始会觉得痒，继续挠下去，就会渐渐失去感觉。

做滚动和翻跟斗练习的时候，需要准备专用的保护垫，海绵床垫也可以。

翻跟斗和持续的滚动能对内耳造成非常大的刺激，因为转圈的时候，内耳里的体液也跟着晃动，从而全方位地刺激神经末梢，神经末梢受到刺激后，将正在进行的动作信息发送至大脑，这样眼部肌肉就可以跟着身体姿势的变换而进行相应的调节。

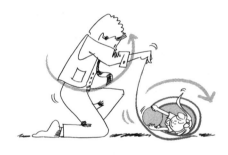

在毯子里滚动

把宝宝裹在一张毯子里，露出头部。拉住毯子的一边，把毯子抖开，宝宝就会随着毯子的展开滚动数周。指导宝宝尽量保持身体挺直。另外，还可以让宝宝双手抓住一个球举过头顶。

翻跟斗练习

教宝宝如何安全地翻跟斗，以避免他伤到颈部。

正确的方法是：

首先，屈膝蹲下；

其次，屁股翘起，头往里收；

然后，就可以往前滚动了。

让宝宝在软垫子上连做5次。

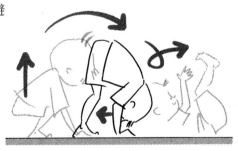

摇摆和旋转

● 如果宝宝表现出对内耳前庭刺激的抗拒，那么多半是因为耳部受到感染，可以注意观察刚刚做过旋转练习宝宝的眼睛，如果宝宝的内耳前庭器官没有发挥出其完全的功效，他的双眼是不会来回转动的。过动孩子通常就是这样。

● 为了给予大脑中脑神经生长刺激，旋转速度一定要慢，并且有所控制。快速旋转是很好玩的。但是只能作为纯粹的游戏。记住，刺激2分钟后神经末梢就会变得疲劳，所以一定要在有限的时间里给予最充分的刺激。

跳箱练习

让宝宝站在一个矮木箱上，微微屈膝，两手置于身后。当宝宝向前跳进呼啦圈时，双臂要同时向前摆动。

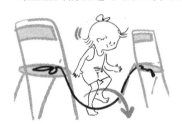

跨越和跳过绳索

在两个椅子间结上一根绳子，让绳子下垂到合适的高度。训练宝宝跨过绳索，从绳子垂到地面开始，然后慢慢升高，最高可以离地5厘米。

旋转练习

可以用来做旋转练习的工具很多，悬挂着的轮胎、滑板、转椅，等等，都可以。如图所示，宝宝悬在一只吊起来的轮胎里，缓慢地转动轮胎，每30秒钟旋转一周，每周后停顿5秒，让宝宝触摸并说出自己5个不同的身体部位，然后反转，重复。

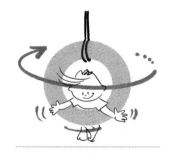

这个时期对于您的宝宝来说是个困难时期，前一分钟还觉得自己长大了，后一分钟就又回复婴儿状态。有些幼儿可能不喜欢秋千，所以您可以从屋梁上悬挂一根粗绳制作一个临时秋千——但是不能在室外，因为坏天气时无法使用。实在没有设备时，可以使用滑板进行训练。

平衡板和平衡木

如果宝宝的平衡感不良，那么一定要给予他适当的支撑——但只能从宝宝身后轻轻地扶着他的手肘下面。切记不可抓住宝宝的手，因为那意味着您在代替他保持平衡。

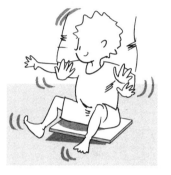

晃动板练习

晃动板以边长35厘米的正方形木板为佳，如果是胶合板，1.2厘米厚就可以了，如果是实木板，就需要1.9厘米厚。

在木板下面垫上一个边长9厘米左右、高度3—4.5厘米的木块，木块的边角要磨钝。

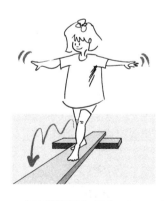

让宝宝坐在板子的中心，这样能够保持平衡，如果宝宝自己无法掌握平衡，家长要给予帮助。

然后教宝宝在两手间传递豆袋。这个练习让宝宝知道自己有双侧身体，并学习如何达到两侧的平衡。

在平衡木上行走

准备一块1.8米长、9厘米宽、4.5厘米厚的木板。

让宝宝双手各拿一豆袋在平衡木上行走。行走中，将右手豆袋投入平衡木左边的特定位置，如一个大盒子；继续行走，再将左手的豆袋投入右边特定位置。为保证稳定性，宝宝应光脚做此练习。

平衡感是和在空间中身体的控制能力一并发展的。并且记住，平衡是无数次失去平衡的经验累积的成果。当大脑接收到内耳前庭和视觉系统发送的信息及肌肉和韧带发送的身体姿势信息后，便会反馈信息给身体，使身体得到控制，保持良好姿态。

运动计划能力：舞蹈

玩耍和跳舞的时候，宝宝就在练习运动计划能力。如果宝宝因缺乏感官技能而未能发展良好的身体认知和平衡感、在大脑中未形成各个感官通路的统合，那么许多日常活动，如上楼梯、穿衣服、辨别冷热都会有困难。

小宝宝喜欢重复性的动作。可以使用节拍清晰的音乐配合运动，让宝宝慢慢记住一连串的动作。

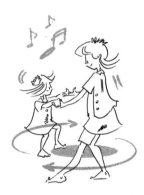

简单的圆圈舞

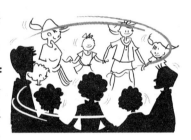

教会宝宝两个不同的舞蹈动作，等宝宝掌握了以后，再增加一个新动作。例如：转体一周，往后和往前跳，轮流摆动双脚，和舞伴拍手，再转体一周。这些动作的目的是让宝宝记住动作的顺序，并把动作与节奏配合起来。

最初的运动计划是有意识的行为，但经过重复和练习就转化为下意识的运动了。缓慢移动四肢时，需要运动计划和控制能力，这些练习对于抑制原始反射至关重要。舞蹈能有效提升宝宝的身体意识和空间意识，他们会在舞蹈中学会避免与别人相撞。

沿着直线跳舞

家长和宝宝相对而站，向中间走4步再后退4步，在中间相遇时做一个动作。注意保持4拍的节奏。

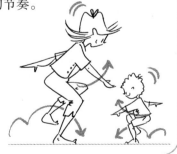

音乐、节奏、儿歌

● 节奏和音乐对于培养宝宝无障碍的协调性至关重要。

● 节奏感对于宝宝的视觉认知能力和语言技能也很重要。

歌唱或者扮演动物是很有趣的，记住一定要保持节奏。有些孩子对声音过度敏感，所以注意音乐的音量不可过大。像食物滋养身体一样，音乐的旋律、音色与和弦滋养宝宝的大脑。

和农场、动物园及海滩相关的儿歌

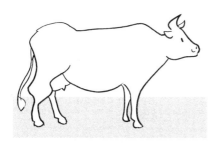

I went to visit a (farm /zoo /other place visited) one day

and saw a cow along the way,

and what do you think I heard her say?

Moo, moo, moo.

这首歌可以在任何有动物可以让宝宝模仿的时候演唱。

Humpty Dumpty

Humpty Dumpty sat on a wall,

Humpty Dumpty had a great fall;

All the King's horses and all the King's men,

Couldn't put Humpty together again.

家长坐在地上，膝盖稍稍弯曲，让宝宝坐在自己的膝盖上。随着儿歌，家长双腿猛然伸直平放在地面上，宝宝也随之由高处下降，然后轻微晃动宝宝。您也可以尝试用自己国家的歌谣和歌曲。

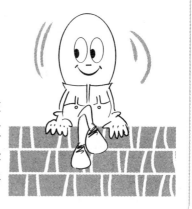

节 奏 棒

● 使用节奏棒可以做一些加强感官整合和运动神经发育的游戏。2岁以下的宝宝特别适合玩节奏棒,可以当作打鼓棒敲击倒扣过来的冰激凌盒。

● 使用节奏棒进行探索运动可以培养积极的自我意识。

● 和彩色豆袋一样,可以给节奏棒的一头涂上颜色。

身体意识的培养

宝宝坐在家长跟前,让他随着音乐节奏,用双手持节奏棒根据家长的指令敲击身体部位。

有时宝宝会用一根节奏棒跨越中线击打身体另一侧,有时候两手会交叉,这时家长就要强调节奏。

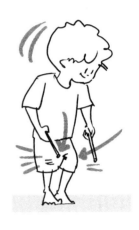

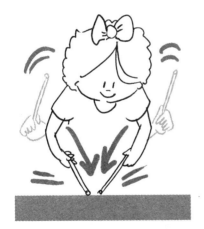

节奏棒和基本概念认知

训练宝宝双手持节奏棒在各个方位敲击,上下、前后、左右,并告诉宝宝哪边是左哪边是右。

然后让宝宝用双手拿节奏棒敲打同侧的脚指头,然后交叉敲打。

用单手拿节奏棒重复上面的活动,然后再换另一只手。

上面的建议活动都是富有挑战性的,您可能需要帮助宝宝理解一些概念:高处、头顶上方、身体前面、膝盖下面和跟随节奏等。这些练习可以帮助宝宝提高手眼协调、倾听技巧及专注力,还能够刺激视觉、听觉、触觉以及肌肉和韧带的感觉,并且激活与大脑内的连接。

怎样自制节奏棒

节奏棒是国外用来训练宝宝节奏感的一种发声的工具，现在从中国的KindyROO婴幼儿启育中心也可以购买到，详情可以访问其网站。另外，也向大家介绍一种简便的方法，家长可以自己制作节奏棒。

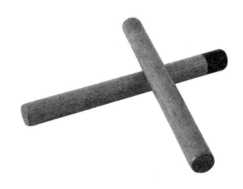

材料

- 准备几截30厘米长的PVC管或木棒，两根组成一对节奏棒。
- 不掉色的彩笔。
- 纸巾。
- 旧报纸。给节奏棒上完色之后，将其放在旧报纸上晾干。

制作方法

PVC管或木棒要是干净和干燥的，末端平整。上完色以后，用纸巾擦掉多余的墨水，放置几分钟。等墨水干了以后，就可以用了！

豆袋练习

这个年龄段的宝宝已经可以用豆袋做多种游戏了。他会用豆袋当垫脚石,当跳跃练习的障碍物,也会用它练习投掷——举起手臂向前抛,或手臂下垂向前抛出,或是放在身体的各个部位。豆袋也可用来做交叉式运动练习:可以指导宝宝分开两脚站好或坐好,使身体弯向左侧,用右手的豆袋去接触左脚,再反过来,用左手豆袋触碰右脚。还可以教宝宝将相同颜色的豆袋配对,训练他的颜色认知。每次训练时,可任选以上两个练习进行组合,每个练习重复2—5次。

豆袋平衡练习

您的宝宝能跳过放在他身体前后左右四个方向的豆袋吗?

让宝宝双膝或者双肘中间夹住一个豆袋,宝宝能否在行走和跳跃过程中,始终保持豆袋不掉下来?

让宝宝把豆袋放在一只脚上,向前踢出,看看他能踢多远。再换另一只脚。

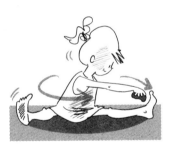 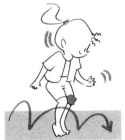 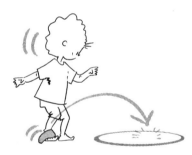

用豆袋训练概念认知

让宝宝坐下,在他头顶放一个豆袋。让宝宝低头,令豆袋落在身体前,再仰头,让豆袋落在身后,再低头一次,这次让他伸出手,接住下落的豆袋。

再让宝宝站起来,重复该练习数次。

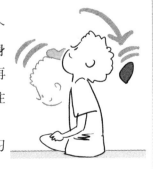

豆袋练习提高宝宝的身体意识、平衡感、颜色识别和手眼配合能力,它是一种多功能的小器械。

球 类 练 习

球类练习对于加深大脑中的神经通路很有效，从而帮助宝宝掌握更高级的技能，比如投掷和接物。起初宝宝只能用整个上身去接住物品，双臂完全展开，然后并拢，拥抱似的把大球抱在怀中，渐渐地，他将学会用双手去接。

投掷与接物练习每次重复2—5次。

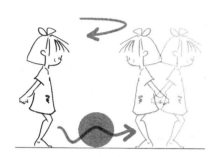

用球来认知概念和平衡

指示宝宝站在球的前面，再转身，面对球。让宝宝一只脚放在球上，停留2分钟，再换另一只脚。

让宝宝轻轻地踢球，两只脚都来一遍。

球类运动可以令宝宝学习基本概念，练习平衡感、视觉调节能力以及身体和空间意识。随着左右脑合作能力的提高，宝宝开始学习用单手接物或投掷，通常是使用靠近球的那只手。通过各种重复性的练习，他的手眼配合会得到提高。随着惯用手的形成，大脑的整合功能也日趋完善。

颠球练习

让宝宝站立，双手拿一个球，让他大大地张开双臂，让球落下。当球弹回时，让他合起手臂，抱住球。重复数次。

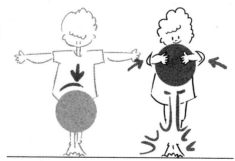

呼啦圈练习

● 呼啦圈是帮助婴儿运动发展很好的辅助工具。

● 本节所列练习都要重复2—5次。

用呼啦圈练习运动计划能力

在地板上用呼啦圈摆出不同的路线，让宝宝跳进呼啦圈——向前走一步——再跳入第2个呼啦圈，如此按照呼啦圈的排列方向前进，如图所示。如果宝宝还不会跳，只走也可以。

升级版：用5个呼啦圈排成一个T字形，让宝宝连续跳前3个，分腿跳入并排摆放的最后2个，最后再跳出呼啦圈，转身，沿原路跳回。

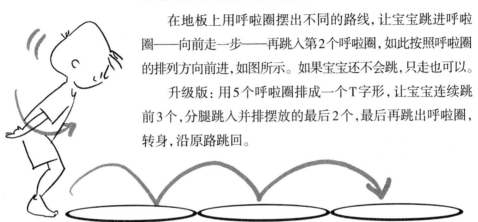

滚呼啦圈

家长和宝宝分立房间的两端，家长扶着呼啦圈的边，把圈圈滚向宝宝，再让宝宝把圈圈滚回家长这边。教宝宝用摊平的手掌放在呼啦圈上方推动它前进。

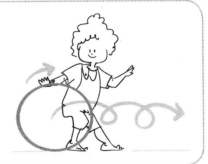

记住，这个年龄段的宝宝只能记住1—2个指令。如果宝宝表现得不好，很可能不是因为他的运动能力还不行，而是因为他记不住太多指令。如果发生这种情况，家长需要降低任务难度，确保所有的任务都是有关联的，并且是在宝宝能力范围内的。慢慢地，通过不断重复这些运动，脑中就会建立起牢固的神经通路。

绳带练习

- 这些练习是在前期呼啦圈基础训练之后的加强训练。
- 和豆袋、节奏棒一样，彩带要准备六种颜色的：红、蓝、绿、黄、白和黑。
- 粗绳可以用来玩拔河游戏(对肌肉张力极有益处)，还可以用来模仿动物的尾巴呢。

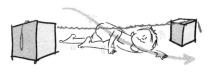

- 每一次因触碰所获取的触感信息都能有效地巩固神经通路。
- 每项运动都要重复2—5次。

用彩带和粗绳训练宝宝的概念认知能力

让宝宝把一条红色的彩带放在地上，呈直线状，然后：

1.让宝宝移动彩带的位置，使之分别位于自己的前面、后面以及家长的前面、后面。

2.让宝宝用粗绳围成一个圆圈，站在圈里和圈外。

3.让宝宝手持一条绿色彩带，像蛇一样在身前和身后抖动它，然后在家长的身前和身后抖动。

4.家长把一条粗绳绕在腰上，绳索的另一头让宝宝拉着，装成一匹马的样子，拉着宝宝前进，然后换宝宝扮演马。

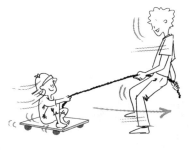

5.把一条粗绳架起，让宝宝从粗绳下面匍匐爬行穿越，也可以让宝宝练习跳跃粗绳，向前跳，再倒着跳回。

和宝宝一起把同色的豆袋和彩带搭配起来，并训练宝宝说出颜色的名称。

> 这些练习同时训练了宝宝的色彩意识、协调性和灵活性，也为发展宝宝的创造力提供了机会，例如，宝宝可以试着用粗绳连接几个箱子，模拟火车的样子。

注意：不用的时候，一定记得把粗绳放在宝宝够不到的地方；使用它们做练习的时候，也要分外注意监督宝宝的动作，避免危险。

视觉练习

任何一个运动都牵扯到视觉。每次对着宝宝说出"你看！"的时候，您都是在帮助宝宝提高他的视觉加工能力。

> 做视觉追踪训练时，每次不可超过1分钟。不睡觉的时候，宝宝每日都会无意识地花上几个小时观察周遭环境的变化。他喜欢观察闪烁的灯光，因为光线的变化会刺激其视觉发展。带有闪光功能的玩具有类似的刺激作用。

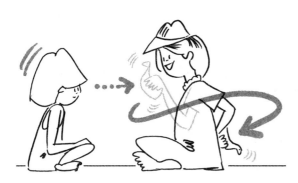

远点视觉追踪练习

面对宝宝，拿一个他喜欢的玩具，让玩具距离宝宝一臂远。

然后，将玩具移动至身后。移动过程中，让宝宝双眼追踪移动的玩具。

再换个手从身后拿出来，让玩具围绕着身体转圈，还可以画一个垂直的十字架，看看宝宝能不能用眼睛追踪玩具的运行轨迹。

近点视觉追踪练习

在离宝宝一臂远的距离，和他眼睛等高的高度，悬挂一个玩具或球。两手交替击打玩具，保持慢节奏，训练宝宝用眼睛跟踪玩具的摆荡。家长可用拍手的方式打慢拍子，帮助宝宝保持节奏。

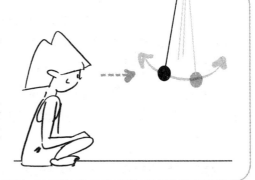

视 觉 认 知

这个阶段的宝宝喜欢模仿家庭成员。这么大的小孩还不会临摹真实的物品作画，但随着视觉认知能力和运动技能的提高，他绘画的功力和认字卡及图卡的能力也在进步。

视觉记忆

家长可以每天询问宝宝，他昨天做了哪些事情，坐了汽车吗？去了郊外没？有没有看到小动物？

问宝宝，爸爸妈妈昨天看到哪些东西了？

还可以假装自己忘了昨天做了什么，让宝宝帮着回忆，然后表扬和奖赏宝宝。

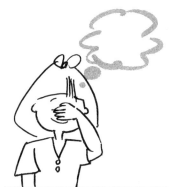

这么大的宝宝还不会在脑中描绘他没有亲眼看到过的事物。视觉认知是大脑从各感觉器官(触觉、嗅觉、味觉、听觉和视觉)接收到信息并进行思维加工后的一种表现形式。所有宝宝都喜欢像他们所见过的仙女或动物一样自由运动，这个阶段是培养创造力和想象力(视觉认知)最好的时间。

回忆到过的地方

家长要经常带宝宝去博物馆、画廊、公园、动物园、海滩等地或其他值得去的地方。在游玩过程中，收集一些参观地点的图片贴进剪贴本，把图片贴在本子的一面，对面贴相对应的文字(一个字要3厘米高，因为大字比小字更容易引起注意)，这样宝宝看剪贴本的时候就会将图片放入脑海中。

不要同时展示图片和文字。

记住，要用眼睛读那些字，不要读出声音。

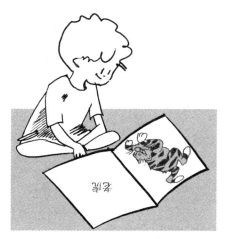

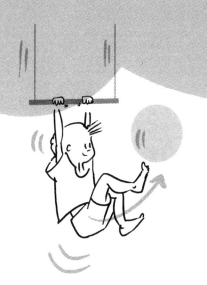

第六阶段

2岁半到3岁半

这个年龄段，伴随着感官整合和身体单侧运动能力的发展，大脑进入又一显著的快速发展阶段。幼儿进入这个阶段后，就逐渐发展成儿童了。这就是他们开始认识他人、认知事物并记忆的时候了。

宝宝已经能够在各种空间里流畅而自信地运动了，视觉几乎完全发育成熟。这个阶段的重点将是感觉整合能力，也就是大脑将所有来自耳朵、眼睛、皮肤、鼻子、舌头以及肌肉和关节接收到的感官信息进行统筹并予以理解判断，这就是知觉。当大脑经过了大量的感官信息刺激后，两侧大脑可以相互协作，所以身体两侧可以独立行动了，这就是身体单侧运动。这时的身体意识包含了左右的概念。

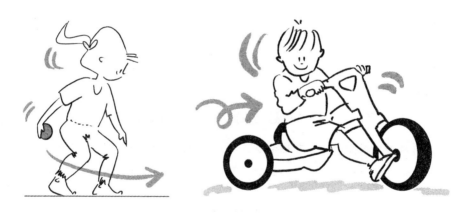

这个阶段的宝宝已经学会使用四肢做不同的事情，这种能力使她可以骑三轮车——一只腿上，一只腿下，双臂也可同时做不同动作。此外，这个阶段的宝宝精细动作技能迅速增长，两只小手可以同时做不同工作，如剪纸，一手拿纸、一手用剪刀剪纸。

如果大脑功能还没有发展到这个阶段，那么宝宝就无法完成剪纸动作，因为双手会不自觉地做一样的动作。

记住：练习的时候，不是宝宝会做了就成功了，而是要强调练习的强度、频率和持续性。

鳄鱼式按摩

按摩时,播放轻柔且节奏分明的音乐。家长可以反复吟唱宝宝喜欢的儿歌或歌曲,来激发宝宝的记忆和语言能力——机械记忆学习也是必要的。每次按摩都必须保证慢速进行,使得更多的感觉信息发送至大脑。

记住,强度、频率和持续性是获得最大感官刺激的关键。

鳄鱼爬练习

让宝宝面朝下趴着,做些背部按摩,注意变换手法。然后,试着让宝宝用图示的方法往前爬,弯曲一侧手臂的手掌要伸展开,弯腿侧的脚趾要踩地面,然后脚趾用力蹬地,使身体前移。

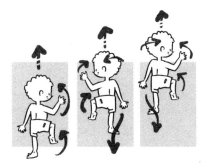

注意垂直一侧的肢体不可以有任何移动,特别是脚。

再把宝宝翻一个身,面朝上躺在垫子上,做同样的训练,原地变换姿势数次(只是不需要向前移动)——注意动作要慢。

还可以让宝宝在滑溜的表面做这个练习,使该练习变得容易一些。

> 突击式爬行非常重要,有助于增进肌肉张力,对于大脑中控制感官功能区的发育也起到重要作用。让宝宝仰面做这个爬行动作,则能使原始反射得到抑制。

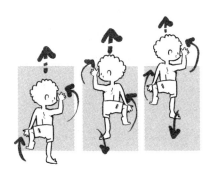

突击式协调运动

让宝宝以鳄鱼姿势趴在垫子上,只交换双腿的位置,这样弯曲的腿与另一侧弯曲的手臂交叉相对,这就是所说的交叉式。注意,伸直一侧的手臂要放在屁股旁边,宝宝的脸要面向弯曲一侧的手臂。变换姿势数次。

重复练习此动作,直到头、手臂和腿能够同时变换姿势,然后让宝宝翻过身来,仰面在原地做同样的姿势变换练习。这些动作都掌握了以后,宝宝就可以试着向前以交叉姿势爬行了。

老 虎 爬

　　手膝爬行是一种将原始反射和感官刺激进一步结合后的自动化运动。不管是往前爬还是往后爬，慢速、动作的精准度、连贯性、重复性和良好的协调性与节奏感都是关键。

往前爬的练习

　　让宝宝用手掌和膝盖作为着力点爬行，双手相距大约一肩宽。

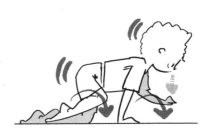

　　爬行时，让宝宝先抬起左手和右膝，让右膝落在右手的后面一点点，然后换成右手和左膝，做一样的动作，像老虎那样向前爬行。注意，让宝宝膝盖离地，但保持脚尖拖在地面上。手的姿势则是手掌平摊在地面上，四指并拢，大拇指分开。等到宝宝熟悉了这个动作，让宝宝在爬行中头部随着双眼注视轮流伸在最前面的那只手转动。

　　在爬行中可以给宝宝创造阻力：家长可以跪下来，抓住宝宝的脚踝，给宝宝增加向前爬行的难度，注意要保持宝宝的脚不离地。

● 给宝宝一个"前进"的口令，这样可以让宝宝受到阻力时努力向前爬行。

● 这种对抗性的力量练习既能增进肌肉张力，又可以刺激感觉系统。

● 可以在手膝爬行的同时进行机械式背记练习，比如让宝宝一边爬，一边背诵一个星期七天的名称，或是吟唱简短的歌谣。这样的复合练习训练宝宝边做动作边思考的能力，这种能力对于日后学习写字非常重要，并在大脑中建立一个记忆力通路。

倒爬练习

　　把手放在宝宝的屁股上，双手伸直，让宝宝倒着爬，用屁股推家长的双手一起倒退。爬行中，让宝宝抬起头看前方的某一目标。这个练习可以抑制婴儿期对称性强直颈反射所遗留的影响。

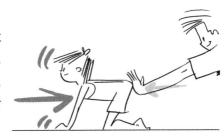

手 指 意 识

手指技能几乎在任何职业中都是至关重要的。手指尖的神经末梢极其敏感。一切运用到肩膀、手臂和手掌的运动都可以使手指同样得到锻炼。

- 有关儿童运动能力和性格的科学研究表明，宝宝的发育受到其经验的影响。
- 到了这个阶段，各种练习都要注重纠正细节了。我们都知道，错误的习惯一旦形成就很难改，因此，为了保证神经通路的正确建立，家长要特别小心地引导宝宝以正确的方式完成练习，并在此前提下加大练习的频率、强度和持久性，以巩固大脑中建立的神经通路。
- 到了4岁大时，大多数宝宝都学会画人的身体，因为这时她已经有了很好的身体意识。

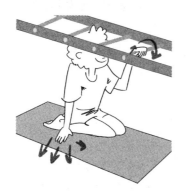

手指的发育

在一切需要手掌贴地的练习中，家长需要时刻注意观察宝宝的手势是否正确，正确的手势是四指并拢，大拇指分开。在宝宝手抓梯杠时，也要保证四指在上，大拇指在梯杠下面。

用手指画画

手指画有利于从肩膀到手指尖的全面发展。当然，手指画画可能把到处弄得很脏，但这的确是个练习手指的好方法，而且非常有趣。

请购买无毒颜料。准备一大张潮湿的绘图纸、桌子、罩衫和手绘颜料，让宝宝在画画过程中练习跨越身体中线。

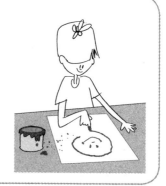

弹跳练习

● 这个练习可以在专业蹦床上做，也可以在旧床垫上做，或者干脆在地上做。

● 家长叫停的时候，宝宝应双膝弯曲落地，双臂前伸，保持平衡。

● 千万不要让几个宝宝同时在一张蹦床上蹦跳，除非家长握住他们的手。

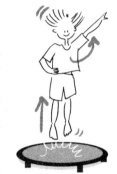

弹跳的方法

先在地上试着练习动作，包括家长叫停后的动作。

连续弹跳，是由一系列小的向上跳跃动作组成的。很多孩子无法按照家长的口令数一下蹦一下，往往是数一下蹦两下，如果家长遇到这种情况，就先让孩子在地板上练习，帮其纠正。练习时，口令要喊得慢一些。宝宝可能要经过许多次练习才能被纠正。

让宝宝连续跳5次，然后停下。重复一次。再换一个次数让她跳，停，再换一个次数。

如果宝宝能掌握的话，让她一连跳两三个不同的次数。

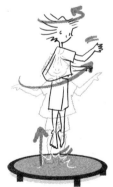

弹跳并转身

令宝宝在跳起的时候将她的右手从上向后环绕一圈，并同时向右跳转90度，重复4次，直到宝宝转完一整圈，回到原位。

换另一个方向，向左跳转，并挥动左臂，重复这个动作。

可以在宝宝的手上贴个贴画，帮助她分辨左右手。

概念认知是通过听口令完成运动任务的过程中完成的，弹跳也是一种内耳前庭刺激训练，所以千万不要过量。此外，要根据宝宝的能力水平给予适当的动作口令。宝宝的发育速度是因人而异的。

身体意识和概念认知

身体意识和概念的认知是宝宝身心发育的关键。身体部位、平面感、身体单侧性和方向感的学习贯穿于整个孩童期。在孩子能够有意义并成功地与她周围的环境进行互动前，她需要具备对身体的精确认识及积极的身体形象感。

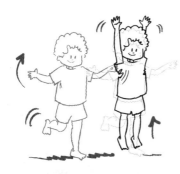

身体意识和概念修正

让宝宝站立，运用前面所学概念，做一些慢速运动练习，比如向上、下、前、后和侧面伸展手臂，还有tick-tocks——左右摇摆身体使双脚轮流支撑身体、单脚跳、双脚跳、摇晃、奔跑和转身的动作。

温习和巩固所学的新技能是很重要的，如跨越身体中线动作，跳跃，单脚站立，甚至单脚跳及常用概念。这个阶段左和右的区别意识才刚刚开始，重复性的练习能够强化这一意识。

练习身体意识的趣味游戏

令宝宝根据您的指令触摸自己的身体部位。逐渐训练她闭上眼睛做这个游戏。注意在指令里加入左右概念，以练习跨越身体中线动作，例如，用右手触碰左肩。这个阶段的宝宝还在学习左右的概念，因此，家长也可以考虑在宝宝的某侧身体上贴张贴纸，好时时提醒宝宝哪边是左，哪边是右。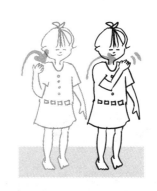

让宝宝用一个身体部位去碰触另一个部位，像用手摸肩，用手摸脚趾。

还可以训练宝宝触摸房间某个部位，如耳朵贴紧墙壁，或右手摸门。

旋转和摇荡

大多数孩子在玩耍时会做到这些动作，最好每天固定做3—5分钟的练习，再做2分钟内耳前庭刺激训练，然后做按摩。接下来把以上的过程再重复一遍。进行这些练习的最佳时间是清晨。

慢速旋转

如图所示，让宝宝坐在儿童滑板车上，自己用手推动地板，慢慢旋转。家长可以哼些儿歌助兴。

Look at me, I'm spinning, spinning, spinning,

Look at me, I'm spinning, round and round I go.

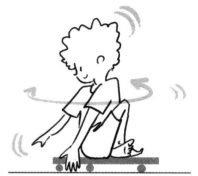

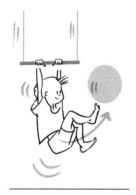

抓杠摇荡

宝宝都喜欢摇晃身体，可以考虑在家里装一个吊环，让宝宝抓着吊环摇荡和旋转。

要注意鼓励宝宝有意识地抬腿。可以在合适的位置悬挂一个气球，让宝宝抬腿去踢球。

● 这些刺激内耳的练习应该每天都和其他练习结合在一起做。这些内耳前庭刺激训练应该作为每日常规练习的一部分。可以每天做上述活动中的一项，此外还要做平衡练习、按摩和鳄鱼爬训练。

● 内耳前庭刺激训练对任何年龄段的宝宝都很重要，要随着宝宝年龄和技能的发展而变化练习方法。

● 做内耳前庭刺激训练的时候，要确保内耳中的体液向不同方向摇晃——上下晃动，左右晃动。要取得该效果，可以让宝宝在滑板车、转椅及光滑地面上以不同姿势旋转。

模仿动物的平衡练习

平衡技能对于感官整合和身体单侧性发展至关重要。模仿动物的步态及一些好玩的姿势是一种非常棒的平衡刺激练习。这个阶段的宝宝尤其喜欢模仿动物的活动。家长可以和宝宝一起读大量的带图画的书,并指出各种动物的名称及不同,还要常常带宝宝去动物园。

模仿动物

下图列出了一些典型的动物模仿练习,家长从1数到5,或者从1数到10,让孩子模仿不同的动物。

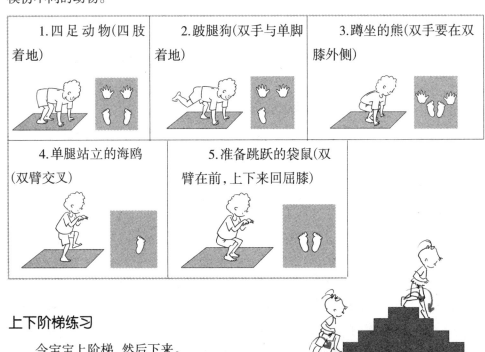

1.四足动物(四肢着地)

2.跛腿狗(双手与单脚着地)

3.蹲坐的熊(双手要在双膝外侧)

4.单腿站立的海鸥(双臂交叉)

5.准备跳跃的袋鼠(双臂在前,上下来回屈膝)

上下阶梯练习

令宝宝上阶梯,然后下来。

● 做这些练习的时候,家长可以给宝宝做些示范,因为口头的指导也许会因为太复杂而使宝宝不能理解。

● 平衡是个重要的技能。有了良好的平衡感,惯用一侧身体才能够形成。

平 衡 板

● 身体协调运动能力的发展早于单侧身体运动能力的发展。单侧身体运动能力发展完全依赖于平衡感和保持身体姿态能力的发展。

● 晃动板在玩具店和体育用品店可以买到，家长也可以自己动手做一个。

> 记住，平衡感是由无数次失去平衡的经验中得来的。平衡过程中，身体会通过弯曲四肢及变换姿势来实现两侧身体平衡。平衡练习可以增强宝宝对左右两侧身体的认知，并发展单侧身体运动能力。

在平衡板上保持平衡

让宝宝两脚放在晃动板中心点两侧，试着保持平衡。

1. 宝宝坐在晃动板上，双臂放在体侧，从左边摇向右边，来回10次。

2. 让宝宝坐在晃动板上，双臂交叉抱胸，左右摇晃，来回10次。

更进一步

等到宝宝掌握了平衡板上的平衡，可训练她站在板子上接住家长扔过来的中等大小的软球，连续接5次。也可以用气球，看看宝宝能不能双手交替拍打气球。

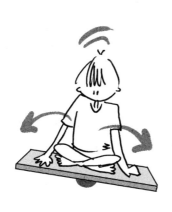

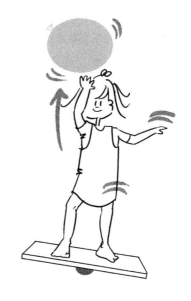

3岁宝宝的单侧身体运动练习

● 记住，发展单侧身体运动能力的前提是已经具有良好的平衡感。

● 每次做单侧身体运动前，要先做一两个平衡感练习。

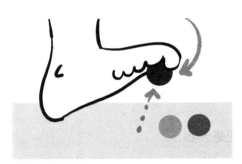

用脚趾夹起小石头

这个练习可以单人进行，也可以一群宝宝一起来。在地上平铺一根绳索，绳索的一侧放些小石子，训练宝宝跨站在绳索两边，惯用脚放在有石子的那一边，用脚趾一个一个夹起小石子，放到绳索的另一侧。每次做一分钟，鼓励宝宝尽量快一些。看看一分钟内能夹多少颗石子。

蹦床练习

这个阶段的蹦床练习是之前练习的加强版。这个阶段，就可以训练宝宝在蹦床上边跳边向左右两边转体。这么大的宝宝已经大致有了惯用的一侧身体，观察宝宝的反应，然后让她只向惯用一侧的方向转体。在这个阶段，家长可以一次发出三四种不同指令了，例如"跳六下，停，向你喜欢的方向跳，停，再跳六下"。还是要量力而行，把难度和指令数控制在宝宝的能力范围内。

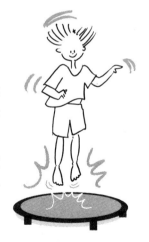

这些练习对于宝宝的左右认知和单侧身体运动能力的发展很有帮助。对于次序的记忆需要大量的重复练习，所以要保证宝宝不会觉得烦躁和有挫败感——他们必须成功。成功感会带来更多的成功。

交叉式协调动作

● 标准的直立交叉协调运动是：右臂和左脚向前，然后是左臂和右脚。这种协调动作方式在正常的走、跑、投掷以及类似的平衡活动中都会用到。

● 每天都带宝宝散步，并且争取每周都比前一周走得远一点。注意要宝宝手臂随着交叉协调运动自然地摆动！并且准备好计时工具，记录下宝宝每次走同一段路所用的时间。

爬行练习

老虎爬：让宝宝双手和两膝着地，双手分开，与肩同宽。训练宝宝同时抬起左手和右膝，往前移动，直到右膝落在右手后面一点点。接着，让宝宝以同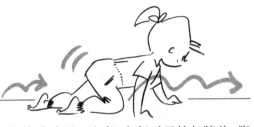
样的方式移动右手和左膝，这样，就可以往前移动了。注意，爬行时只抬起膝盖，脚及脚趾不离开地面；务必保证宝宝的手掌平摊在地上，四指并拢，大拇指分开。如果可能的话，训练宝宝左右转动头部，眼睛始终看着前方的手。

> 这些运动可以用来帮助宝宝提高视觉认知能力和训练记忆力。例如，家长可以在训练宝宝爬行的适当时候，让宝宝练习背记或唱儿歌，或是背诵一星期七天的名称、每年十二个月的名称、时间表或是数自己爬过的步数。只有整合在大脑中形成，交叉式协调运动才能成为可能。这里所说的整合是指：把左右脑获得的所有感官信息汇聚在一起进行工作。

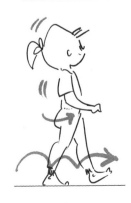

其他的交叉式协调运动练习

走动；奔跑；轮流抬双腿，并用相对一侧的手轻拍抬起的膝盖；用双手轮流轻拍脚、走正步、投掷、打保龄球以及鳄鱼式/突击式爬行。

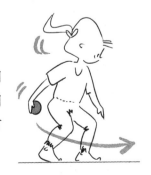

音乐、舞蹈和节奏

组织宝宝以各种队形,如站成一排或者一列,轮流做游戏或者跳舞都是非常有益的活动。这个阶段,宝宝开始表现出独立个性,所以,为她提供和他人共处和分享的机会显得尤为重要。

跳舞时,注意选择合适的伴奏乐,比如轻柔而流畅的音乐。也可以带宝宝到海边,大海的波涛汹涌也是纯天然的伴奏。

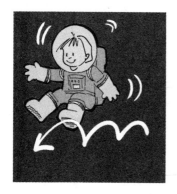

模仿练习

让宝宝模仿宇航员那样自由地舞蹈或者模仿海中的鱼儿游泳都包含了视觉认知的能力训练。挑选适合的音乐便于持续练习。这个年龄段的宝宝可以跟着4拍的音乐跳舞了:和舞伴一起向侧面走4步,一起绕2个圈,然后再向侧面走4步。重复4次。

可以购买指导这个阶段的宝宝跳舞的书。伴着音乐跳舞可以训练宝宝的律动、协调性以及运动计划能力,这些都是重要的能力。经常跳舞还可以在宝宝脑中建立一个各种声响的"图书馆",对于宝宝语言能力的发展及今后的学习都非常重要。

基本的舞步

基本的舞步有:站成一个大圈跳舞;一起走进圆圈中央,再走回来;加入左右等方向指令。如果必要,要给予帮助。舞蹈需要依赖于左右意识,如:"The HokeyPokey"要求宝宝按照口令伸出四肢,而现在动作的含义就更多了。跳"Ring-a-ring-arosie"或其他简单的舞蹈也能够帮助孩子们学习轮流动作,并且做一系列的动作。

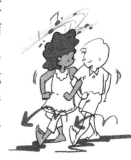

节 奏 棒

节奏棒操作简便，对于宝宝的协调性和力量的发展很有益。在前面小年龄段的活动中有介绍过节奏棒，但主要是作为鼓槌使用。现在对于大了2岁的宝宝来说就可以学着使用它们做更多的事了。

手眼配合

让宝宝双手各握住一根节奏棒，保持棒子直立，注意握棒的姿势要正确，四指并拢在一侧，大拇指在另一侧握紧。令宝宝运用手指转动手中的棒子，先顺时针，再逆时针。等宝宝掌握了，再试着让她同时转动两只手里的棒子。

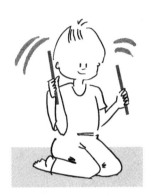

把棒子平放在地面上，先用一只手旋转，再换另一只手做同样的练习。

让宝宝假装手中的一根棒子是锤子，另一根棒子是钉子，做锤子钉钉子的动作，然后换个手再来一遍。等宝宝掌握得差不多了，还可以让她闭上眼睛来做。

这些练习可以训练宝宝的手眼配合和节奏感。还能够加强宝宝的感官功能，特别是视觉、听觉、触觉以及肌肉和韧带的能力。

一些节奏棒练习可以提高宝宝完成一系列运动的能力，增强身体节奏感——这对提高运动协调性非常必要。

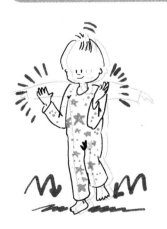

听力

家长用手拍出一段简短的节奏，看宝宝是否能重复拍出一样的节奏，然后变换节奏再让宝宝跟着重复。

根据宝宝的能力调整节奏的难度，确保宝宝能够模仿成功。

豆袋练习

这些运动刺激跨越身体中线、视觉追踪、单侧身体运动、平衡和身体意识的发展。它们同样非常有趣！跟您的宝宝一起欢笑享受吧。

在做这些运动时，宝宝的精细运动和大运动会相互配合，同时还会加强身体和空间意识、平衡、单侧身体运动能力和视觉认知能力。

周边视觉是指看见目标物周边环境的能力。当宝宝用双眼追踪移动目标有困难时，让她盯住扔球的人而不是球，通常可以更好地接球。家长要鼓励宝宝在追踪移动目标时放松眼睛。

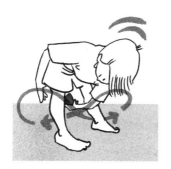

画8字

让宝宝两脚开立，弯腰，在两腿之间用双手以8字轨迹传递一个红色豆袋，变化传递的方向，先左膝，再右膝。

周边视觉练习

让宝宝两腿夹住一个豆袋，眼睛盯住房间中一个固定的物品，尝试单腿站立。

训练宝宝眼睛不离开固定目标而抛出或者接住豆袋，或者看着父母不看豆袋而接住豆袋。

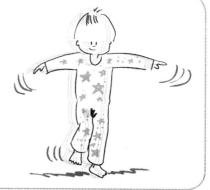

球类练习

这个阶段的宝宝，可以开始玩各种不同大小的球了。此外，在这个年龄段，玩球的技巧与细节也要教给宝宝，不只是为了训练宝宝的手指意识、视觉和交叉式协调能力，更是为了提高宝宝对整个身体的认知，以及如何使用这些身体部位，从而获得更多的感官信息并发送到大脑，为今后完成更复杂动作打下基础。

用手指玩球

训练宝宝用手指抓住球，放在身体前面、背后、头顶及手腕上。等宝宝适应了，再鼓励她只用3个手指夹住球，然后是2个手指，最后尝试只用1个手指平衡住球。最后让宝宝试着用十指旋转手中的球。

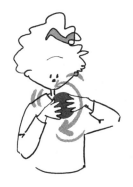

宝宝对自己身体形象的认识对于自我概念的形成及身体协调能力都很重要。玩球还可以加强宝宝的时间意识。以交叉式协调姿势打保龄球时，可以刺激左右脑实现更好的合作，提升身体平衡感与协调性。

保龄球练习

宝宝站立，然后弯曲双膝，柔和地将球抛出，姿势一定要交叉协调，右手握球时左脚向前，左手抛球时右脚在前。

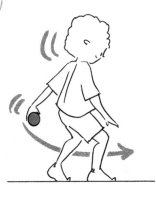

呼啦圈练习

当宝宝用新掌握的技能来旋转和抓握呼啦圈,双脚或单脚跳进呼啦圈,把呼啦圈放在身体不同部位时,宝宝可以获得许多新的体验。

呼啦圈与次序性运动计划能力

呼啦圈放在地上,让宝宝单脚站在圈中,左右脚轮换,每次坚持到家长数到五。然后,双脚站立,再弯下腰来,拾起呼啦圈。将呼啦圈平举至腰部、颈部、高过头,然后松手让圈圈落下。

向后跳到圈外,然后再跳进圈里,注意让宝宝双腿并拢。这样重复5次,然后让宝宝坐在圈中。

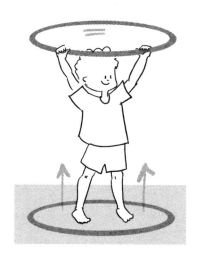

连续跳跃

一只脚在圈内,一只脚在圈外,沿着呼啦圈的圆周跳上一圈。然后站在圈内,尽全力向外跳,着地时要保证站稳。仍然是跳远练习,这次从圈外跳进圈内,着地时要保证站稳。

注意检查宝宝的姿势,准备跳跃时,身体下蹲,双臂后扬,跳起时,双臂往前甩。

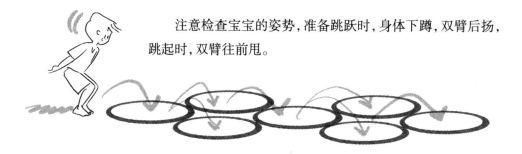

攀爬以及使用各种器械做训练,如玩呼啦圈、骑三轮车、踩晃动板、在地毯和床垫上蹦跳等,比起坐在沙发上看电视,都更有利于宝宝的身心发育。

绳带练习

- 准备好彩带和粗绳。
- 宝宝学会说各种颜色的名称了吗？如果还不会，可以做颜色配对练习。
- 本节的每个练习，都要重复5次。

> 运动能力的发展不能任其自然，要讲究方法进行练习，跳跃障碍物需要有力的肌肉收缩能力，可以促进大脑内部更进一步的发育。

沿着悬空的绳索跳动

在两个椅子之间挂上一根粗绳，让宝宝两脚分跨在粗绳两边，身体和粗绳垂直，从粗绳的一端跳到另一端，不要碰到绳子。等到宝宝学得差不多了，再训练她用同种的方式顺着粗绳倒着走，然后再尝试倒着跳。

使绳子离开地面2—4毫米，让宝宝站在绳子的一端，沿之字形来回跨越绳子跳向另一端，然后沿着绳子成直线倒着跳回。注意，跳跃中不可碰到绳子。

踮脚走和跳跃练习

将一条彩带平铺在地上，让宝宝踮起脚，沿着彩带走过去，再走回来。训练宝宝伸展开双臂来保持平衡。

让宝宝站在彩带的一端，沿之字形跨越彩带来回跳向另一端。到达末端时，再以一个转体跳结束。

最后让宝宝练习双腿分跨绳索两边的分腿跳，先往前然后往后。

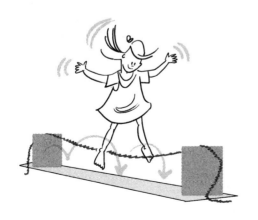

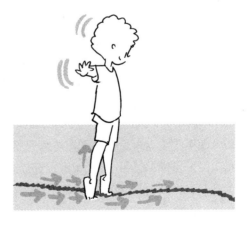

视觉刺激

● 击球时，让宝宝双眼留意周边环境，这有助于发展周边视觉。周边视觉也是一项重要技能。

● 这个练习所需器械包括一根2米长0.4厘米粗的绳线，一个软橡胶球和一个可以用来悬挂这根线的支点。

击打球练习

以下几项练习，每项需做足两分钟：

1.让宝宝站在悬垂的球下，用双眼追踪移动的球，头保持不动。家长可以使球左右摆荡，跨越宝宝身体中线；前后摆荡；还可以转圈摆荡。

2.训练宝宝单手双手轮流击打球，同时抬起与击球手臂同侧的腿，如图所示。注意头部要保持不动。

3.以头部为中心，击打球的同时，让宝宝不转动头而说出眼睛余光看到的事物。

4.如果宝宝已经3岁，可以加大游戏难度，例如，让他说出自己正在击球的是左手还是右手，并且抬起与击球手臂相反一侧的腿。

5.把绳子放低，使球位于宝宝的膝盖高度，让宝宝用双膝交替踢球。

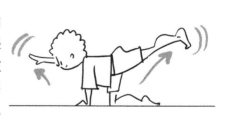

爬行和平衡性练习

让宝宝手膝着地，摆出爬行的姿态，让他向前伸展右臂，指向一个固定目标，同时向后伸展左腿，坚持不动，直到家长数到5，并且训练宝宝用余光观察所指目标的周边环境。然后换另一侧手脚再来一遍。重复这个练习，做满5分钟。

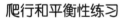

如果宝宝觉得边保持平衡边练习周边视觉太难，可以降低难度，让她站着，用手指向一个目标，然后用余光观察目标周边，告诉家长，目标旁边都有什么。

学会运用周边视觉是一个挑战。这些练习能帮助宝宝控制自己的眼睛，一边追踪运动的球，一边留意周边环境，并保持平衡。

视 觉 认 知

大多数学龄前儿童主要是用右脑来学习，学单词时也是把单词以一个整体来记忆。把看到的词读出来是左脑的运动，一般到6—7岁才能正常运动，但这只是一般情况，也有特例(中国的方块字要较英文单词容易记忆，所以3岁左右就可以认字了)。练习认字时，要尝试些笔画复杂的字(英文字母较多的单词)，这是个练习视觉认知的文字游戏。

图片搭配练习

准备一些字卡和与之对应的图片卡，最好从宝宝剪贴本上收集的图片中选取，让宝宝先看一遍图片卡，记住它们的内容，然后把图片卡反扣在桌上，给宝宝看字卡，并根据她的记忆，从反扣的图片卡中找出对应的那一张。这个游戏非常简单，但很有效。

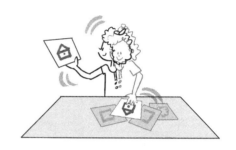

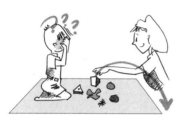

记忆练习

在宝宝面前摆上3—5件小玩具，然后让宝宝闭上眼，拿走其中的一件，看宝宝记不记得哪个玩具不见了。

这个游戏还可以这样玩，家长把一些小玩具放在布袋里，让宝宝伸手进去，凭触觉记忆找出某件玩具，如玩具车。

还可以把3—5件玩具放在毯子下面，让宝宝隔着毯子感觉每件玩具的形状，然后蒙上宝宝的眼睛，拿掉一件玩具，看看宝宝能不能通过触摸辨别出什么被拿走了。

一开始就用3个玩具，等到宝宝熟练些了，再逐渐增加数量。

● 视觉认知是学习能力的核心。即使宝宝学会了某个词语，如果她没有把这个词存储在视觉记忆中，那么她很快就会忘记这个词，需要再看几遍。

● 这个年龄段不要求宝宝读出字母，视觉认知能力才是训练重点。可以试着教宝宝三个字以内的短句了。每天最多不可超过七张闪卡——第二天可以用一张新卡替换一张旧的。而前面的图字搭配练习，只可以使用宝宝已经学过的字。

一定要多给宝宝读书

给宝宝读书时，要让宝宝看着故事书，并且用手指着正读到的地方。也可以读完后，让宝宝从故事书中找些她认识的图片。

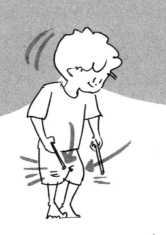

第七阶段

3岁半到4岁半

通过感觉运动和知觉经验的积累,宝宝的大脑内部建立了大量的神经通路,使宝宝在这个阶段到达了几年来的发育顶峰,这也是大脑内部整合区域的活动高峰期,同时更加强化之前的经验。

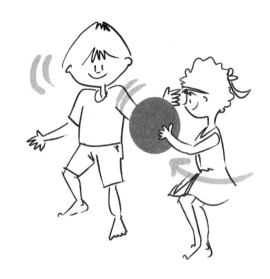

这个阶段,宝宝对于身体和空间的认知都进步了许多,因此,完全可以鼓励他参加集体游戏。宝宝也开始变得更自信、更独立,不再老是黏着爸爸妈妈。学龄前儿童喜欢和别的宝宝一起玩,他也渐渐开始拥有自己的好朋友。他的基本运动技能已经有了较好的发展,并且开始学会"轮流"这个概念。几个月前还显得很难做的动作,现在变得简单起来。这个年龄段的宝宝特别喜欢模仿动物和他周围的人。让宝宝们不断尝试新的体验并一同分享快乐吧。

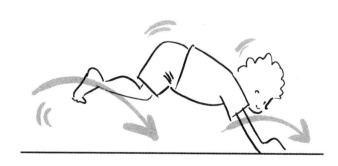

按摩和交叉式匍匐爬行

- ● 尝试变换多种按摩的手法。
- ● 家长哼唱儿歌或歌谣，在每一句结束拍让宝宝交叉式运动四肢。很快，宝宝就会学会很多儿歌，并且能够跟着家长一起唱。机械背记学习在这个阶段变得更容易了。

按摩和爬行练习

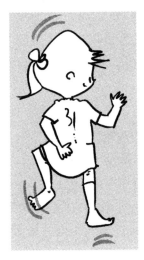

　　如图所示，让宝宝处于交叉式匍匐姿势，按摩他的背部。然后，让他伸直手脚，手举在头顶上，如同一支铅笔，给他翻身，来回翻身5次。最后，让宝宝位于仰躺姿势，手脚保持伸直，按摩宝宝的胸腹部，接着令宝宝仰面做交叉式匍匐爬行动作，向上弯曲一侧手臂的拇指要与鼻子在同一水平线上，并配合头的左右摆动，使双眼注视弯曲一侧手臂的拇指。然后变换姿势，使弯曲的手臂和腿伸直，弯曲另外一条手臂和腿。做完这个动作，让宝宝摆成铅笔姿势，再给宝宝翻身，让他变成俯卧体态。如此重复5次。

> 　　鳄鱼／突击式匍匐爬行是有一定难度的，但该运动中产生的感官信息对大脑发育的作用也是巨大的。

鳄鱼／突击式匍匐交叉式爬行练习

　　让宝宝用左右两侧的手臂与腿以交叉协调方式往前爬行。注意引导宝宝用尽可能慢、控制的和协调的方式变换姿势。这个练习要在平滑的地面上进行，比如塑胶地板上。等宝宝爬到地板的尽头，家长可以抓住宝宝的双脚，把他拉回起点，这会很好玩！

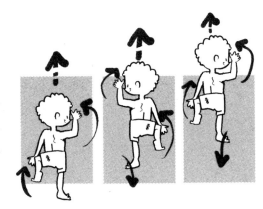

沙滩天使练习

● 随着宝宝的成长，沙滩天使练习的难度可以随之加大。例如改变某项动作重复的次数，或者命令宝宝同时移动同侧或者不同侧的肢体，也可有其他组合方式。
● 本节的练习可以加强宝宝在不用眼睛看的情况下移动四肢的能力，还可以刺激宝宝的次序记忆能力和视觉认知能力。

运用身体的各个部位

给宝宝各种不同的指令，让他活动身体的各个部位，可以两侧身体同时做，也可以是交叉式协调练习或各部位单独练习，例如"抬起右脚再放下""用左手握住右腕肘"等，可难可易。每种动作重复3次，每个动作完成时的往返过程各用5秒钟。

交叉式协调练习

1.右臂和左腿向外伸展，再一起收回；2.左臂和右腿向外伸展，再收回；3.右腿和左臂向上抬起，举在半空中；4.左臂搭在右肩上，抬起并弯曲右膝；5.右臂搭在左肩上，抬起并弯曲左膝。

以慢速重复这些动作3次。

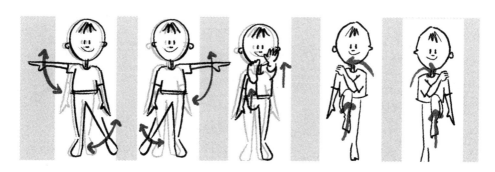

身体形象如同协调性一样是自我意识发展中的重要一环。宝宝需要认识作为自然人的自己的一切，这种身体意识一定要得到最大程度的发展，才能让整体发育最大化。

平衡练习

- 在进行平衡练习之前,应先做些内耳刺激活动,这两项训练是实现整合与单侧身体运动的基础练习。
- 如果宝宝现在开始滑三轮滑板车,4岁半的时候滑两轮的滑板车,这样,到了5岁时,即使没有辅助轮他也可以骑普通的自行车了。

平衡的控制对于身体姿态的控制是极其重要的,随着内耳前庭通路的不断发育与成熟,平衡和身体姿态的训练是要循序渐进的,平衡感的形成始于对自己身体在空间中的位置的认知。如果宝宝到了8岁之后还常常颠倒字母、数字或单词的方向,通常被发现平衡感发育不成熟。

——Sally Goddard, *The Well-Balanced Child*

三轮滑板车练习

让宝宝一只脚踩在车上,另一只脚蹬地,练习在各种不同地形条件下骑行:可以是沿着轻微的斜坡下行,可以从两个人之间穿过,可以绕过障碍骑行一圈,也可以沿着一个圆圈骑行。

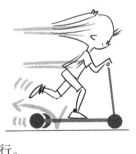

单脚跳

鼓励宝宝单脚跳,然后练习单腿跳跃障碍物,两条腿轮流跳。单脚跳需要一定的平衡感、肌肉张力和协调性,多跳可以刺激神经系统的整合。注意,单脚跳先于交替跳跃,两种跳法都是发育成长过程中的必要技能。

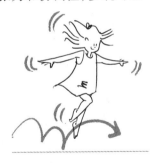

不同体位的平衡

让宝宝试着做以下动作:

1.双手双脚撑地,保持平衡。

2.右手和左脚撑地,保持平衡。

3.用右脚单脚站立。

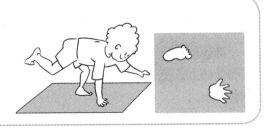

滑板练习

滑板游戏可以刺激宝宝的前庭系统，训练他的平衡感、肌肉张力、身体和空间意识以及时间感。

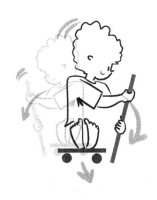

跨越身体中线练习

让宝宝坐在滑板上，双手拿一根节奏棒做船桨，两侧轮流向前划。这个练习帮助宝宝练习跨越身体中线。左右交替轮换撑地，滑板车就可以前移了。他可以用这个方法穿越整个房间吗？或者，撑杆能在原地转圈吗？

滑板运动

让宝宝趴在滑板上，两腿伸直，手掌贴在地面上，四指并拢，大拇指分开。

让宝宝用手的推动力滑行，绕过房间里的各种障碍，然后原地转圈。转圈的时候，先睁眼做，再尝试把眼睛闭上，凭手感旋转。所有这些练习都要慢速进行。

这个练习是为学龄儿童设计的，当然，小一些的宝宝，如果能力允许，也可以试着做一做。

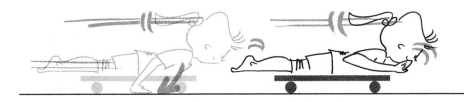

● 鼓励宝宝尽可能地抬头，并伸直两腿。

● 不论任何年龄段，滑板都是练习旋转的绝佳工具。

● 可以在滑板上放一个垫子，让宝宝更舒适。

● 滑板练习必须在家长的监督下安全进行。

● 严禁宝宝站在滑板上，并且，不用的时候，保证滑板车倒扣过来放好。

蹦床练习

● 请家长参照前文,注意使用蹦床的安全指导。

● 不一定非得购买一个蹦床,地板或床垫也可以用来做蹦跳练习。

● 所有的动作,都要在地面上练好了再上蹦床。

● 停止跳动的标准姿势为:双臂前伸,膝盖弯曲。

用蹦床练习动作顺序

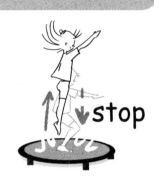

每组练习都要重复6次。

1.跳5下,停,7下,停,4下,停。

2.跳4下,停,8下,停,5下,停。

根据宝宝能力水平,设计不同的次数组合。

手臂也要动起来

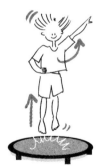

这部分的动作每个要重复5次。

训练宝宝每次跳起都要做一个手臂的动作,宝宝可能会不自觉地弹跳两次做一个动作,家长要引导他一个动作只跳一次。

让宝宝一边跳,一边前后、上下挥动手臂,先练右臂,再左臂。

还可以边跳边:

1.双臂上举,放下,停;

2.双腿轮流上举,放下,停;

3.右臂和右腿前伸,收回,停;换左臂和左腿;

4.两臂和两腿同时在空中伸出再收回;

5.在空中两腿轮流前后叉开,在空中作行走状。

跨越身体中线动作:

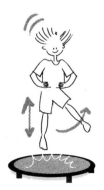

1.左手摸右耳,然后收回,停。

2.右手摸左耳,然后收回,停。

家长还可以设计些类似的动作来做。

这些练习有助于内耳前庭的发育和平衡感的发展,还可以刺激记忆力,训练宝宝的次序感。

单侧身体运动能力练习

通过做运动，宝宝会逐渐体会到，他的身体是有左右两侧之分的，而正是左右两侧的配合，使身体可以做各种动作而依旧保持平衡。大量的平衡和协调性身体姿态练习可以发展并巩固宝宝对左右两侧身体的认知。内部左右意识是单侧身体运动必要的前提。

随着身体单侧性的发展，宝宝会渐渐形成惯用手、眼和脚。还没有形成身体单侧性的宝宝，也不会形成身体惯用侧。他们还停留在3岁宝宝的模仿阶段。如果他们看到对面的宝宝用右手，他们就照着用左手。像这样的孩子，要去检查一下他们是否在哪个方面的发育上出现了些小问题。

平衡板练习

让宝宝站在平衡板上，慢慢地左右和前后晃动，体会保持身体平衡的感觉。注意让宝宝两手侧平举。每次往一个方向斜下去，让宝宝试着较长时间保持平衡，直到家长数到五，再换一个方向。当宝宝在晃动板上保持平衡时，还可以训练他接住一个中等大小的球或豆袋。

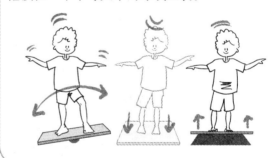

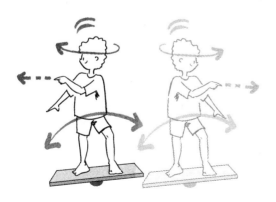

跨越身体中线练习

让宝宝站在晃动板上，保持好平衡，让他往右侧转头，并用左手指向右侧的某一目标，该目标要放在距离晃动板约30厘米远处，然后换一侧再来一遍，注意，不指向目标的那一只手臂要伸开，以保持平衡。

舞　蹈

跟着音乐的节拍跳舞对于时间意识(节奏、时机、速度),身体意识,空间意识以及听觉和视觉认知的加强都非常有好处。

市面上可以买到很多配合婴儿跳舞的CD。跳舞时要注意让宝宝跟着您和歌曲中的口令做动作,如果选择的是纯音乐,家长则可以自己编排些动作口令让宝宝跟着做。

舞蹈

要选择容易简单的舞曲,有三四种动作变化为佳。可以用 *"Punchinello"* *"Skip to my Lou"* *"Clapping hand"* *"Here we go round the mulberry bush"* *"Looby Lou"* 等歌曲伴奏。

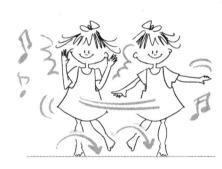

训练宝宝用交叉协调的正步走、向前、向后单脚跳和双脚跳等动作配合音乐节拍。也可以强调动作的顺序性,例如跟着音乐节拍,先蹲下、再站起、停、拍手、踩脚,并重复5次。

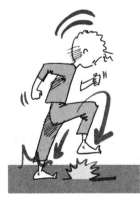

跳舞动作

"I Hear Thunder"

跟着这个儿歌跳舞时,请宝宝站在房间中间,也可以找个舞伴和宝宝面对面站好。这是个训练次序性的舞蹈,跳舞时要宝宝跟上节奏。

I hear thunder, I hear thunder, (踩脚8次)

Hark, don't you? (双手放在耳朵上,单腿站立)

Hark, don't you? (双手放在耳朵上,换另一条腿站立)

Pitter patter raindrops, pitter patter raindrops, (脚尖点地走6步)

I'm wet through, I'm wet through. (双脚原地跳6次,同时抖动双手)

家长可以通过变化动作来改变次序,例如,用走正步或单脚跳来代替双脚跳,从而训练宝宝记忆次序的能力。

3岁宝宝的节奏棒练习

节奏棒或拉米棒的用途多种多样。

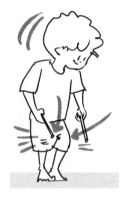

音乐节拍

让宝宝站着或坐着，两手各握住一根节奏棒，在身体的左右两侧敲击。然后训练宝宝把节奏棒带颜色的两头相互敲击，然后扭转手腕，让另外两头相击。接着让宝宝抬起一条腿，弯腰，在膝盖下方敲击棒子，再换一条腿，做同样动作。当然，这需要宝宝单脚站立。家长可以在练习过程中换节拍不同的音乐。

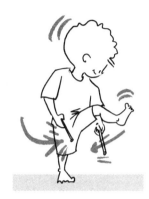

带有节奏的运动

一边思考一边运动对于3岁大的宝宝不是件容易事，可以试着从简单的边行走边打节拍开始。让宝宝试着踩着节拍行走，然后由快到慢变化音乐节奏。等宝宝掌握了这个练习，可训练他边行走，边和着节拍在身体的前后左右各个方向击打节奏棒。

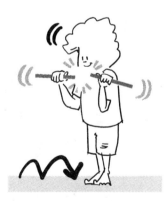

音乐中的节奏可以帮助宝宝理解不同的声音模式。说话、听口令行动、拼写，这些技能都要求宝宝具备同时思考与运动的能力。如果宝宝这时候还不能很好地区分左右，可以在他的右手上贴一个小贴纸，标出这是右手。对于任何阶段的宝宝，节奏棒都是训练手眼配合、基本运动协调性和单侧身体运动的绝佳工具。

4岁宝宝的节奏棒练习

以节奏棒为器械的练习多种多样，从易到难，能够训练节奏感、协调性、灵敏度和平衡能力。

发音练习

边敲击节奏棒边说朋友的名字或其他的词语，让宝宝知道词语可以切分出不同的音节。每个词都可被细化为音节，让宝宝模仿，等掌握后，再练习更多词汇，最后用一个孩子熟悉的词语节奏来结束这一活动。

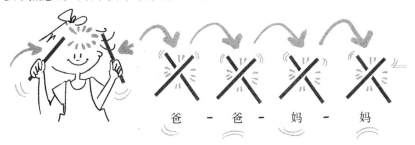

爸 - 爸 - 妈 - 妈

每个词都是由音节组成的，而音节是有节奏的声音序列。击打节奏棒的练习都助宝宝听辨音节的节奏。训练宝宝边击打棒子边读出自己的名字。这些练习都要求宝宝具备边思考边运动的能力。等宝宝掌握了一个节奏，就换个单词，激发并保持宝宝对该训练的积极性。可以选用最简单的儿歌的歌词，说不定练多了宝宝就学会歌词了。这个练习也是很好的对记忆的考验训练，做得越多，大脑中的神经连接也就越丰富。

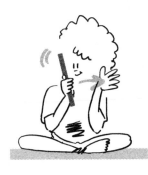

左右手互传节奏棒练习

两手互相传递节奏棒，重复8次，然后分别绕过身体传递2次，在身后换手。然后绕着两腿，重复8次。最后以敲击地板8次结束。可以给宝宝找个伙伴一起练。

豆袋练习

本节练习可以更进一步刺激感官系统并输送重要感官信息到大脑，提高宝宝的身体意识、交叉式协调运动能力、概念认知、灵敏度以及眼睛的远近调焦能力。

交叉协调投掷练习

让宝宝站立，用惯用手抓住一个豆袋，做投掷的准备姿势。注意持豆袋的手像打保龄一样向后摆，而另一侧的腿则向前迈步，目的是保证投豆袋这类的保龄运动肢体动作协调，而投掷时松手的时机也很重要，跳房子时也会用到。

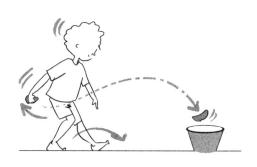

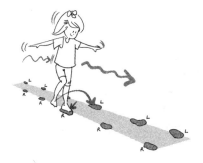

踩豆袋走

如图，在地上排列12个豆袋，一左一右摆好（两个红，两个黄，两个绿，等等），以足迹的位置，延伸成一条道路。让宝宝用左脚踩在右侧的第一个豆袋上，然后扭转身体，用右脚踩到左侧的豆袋上，如此重复，直到走完所有豆袋。

其他练习

还可以把一个豆袋放在地上，让宝宝（双脚或者单脚）跳过豆袋，再倒着跳回来，再过去、回来，还可以站在豆袋上，或是绕着豆袋，用脚跟到脚尖的方式行走、手膝爬行或单脚跳。

● 别忘了继续教宝宝学习颜色。

● 投掷练习中，何时松开豆袋依赖于时间意识，需要宝宝对于速度、时机和顺序有相当的把握。

● 感觉运动知觉活动可以加强感觉整合，而感觉整合是运动技能继续发展的动力。

球类练习

● 球类练习对于手眼配合和语言能力是极好的锻炼。实际上，语言和运动能力是同步发展的。

● 一开始用中等大小的球，然后渐渐换成小一些的球。

可以用中等大小的软泡沫实心球或可以充气的软球。球越小，要抓住球就越难，对于宝宝的视觉追踪和时机把握能力要求就越高。家长要注意挑选大小合适的球，确保宝宝可以成功完成练习。多多练习可以在脑中创建新的神经路径。

上举投掷练习

家长站在宝宝对面，让宝宝抓住一个网球大小的软球，抬起手，让宝宝用球碰耳朵，然后，与持球手相对一侧的腿往前迈一步，然后伴随手臂先弯曲后伸展的动作把球投向家长。

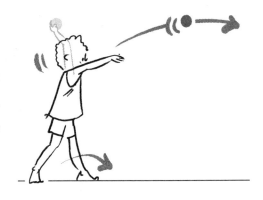

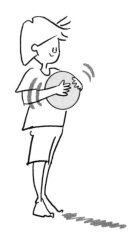

手指对球的控制练习

让宝宝用双手抓住一个大一些的球，先是十指都用上，然后用8个指头。再练习8个手指配合，使球向前和向后旋转。再减少到只用6个手指，然后4个。最后，让宝宝在各种位置做转球的动作，例如，把球放在地面上练习：让球围着双腿运动一周，在背后换手，或是两腿叉开，弯腰围绕双腿做8字轨迹的传递。

呼啦圈练习

● 这个阶段的宝宝，大脑的活跃程度是成年人的两倍！
● 本节的练习需要宝宝用不同方式去使用呼啦圈，并控制它们。

滚呼啦圈

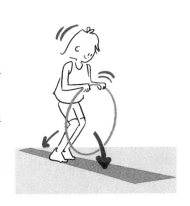

让宝宝推着呼啦圈连续滚动，保持呼啦圈不倒。

然后，如图所示，让宝宝手持呼啦圈，练习往呼啦圈里跳，再倒着跳出来。

然后，让宝宝把呼啦圈平放在地上，单腿跳入呼啦圈，再坐下。

这是个包含五个步骤的次序性训练。如果超出了宝宝的能力范围，则可以去掉最后一个环节。

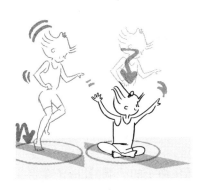

旋转呼啦圈和投掷

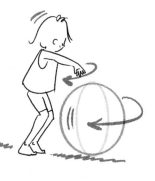

让宝宝旋转呼啦圈，并在呼啦圈完全倒下之前练习往圈里跳，再跳出来。

让宝宝往空中扔呼啦圈，再站着不动，接住下落的呼啦圈。

通过特别设计的呼啦圈活动提供给宝宝特别类型的视觉、触觉、肌肉运动知觉、听觉刺激，以达到提高感觉功能的效果。呼啦圈游戏还可以帮助宝宝提升自信心和自我意识，根据距离和速度判断抓住和松开呼啦圈的时机有时候是很困难的，可能需要练习很多次才能完成好。重复训练是帮助大脑加强这些技能最自然的途径。

绳索练习

- 这个阶段不再需要彩带了,取而代之的是各种绳子。
- 一定要训练宝宝将所见和所摸到的统一起来,否则,大脑没法正确处理感官信息。

甩绳子练习

让宝宝用一只手甩动绳子,在体前、头顶上方以及体侧绕圈。然后换一只手重复。让宝宝体会摇动绳子时的节奏感。

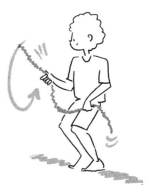

反复的跳跃可以训练宝宝对频率、节奏和时间的把握,也就是所谓的时间意识。使用粗绳和细绳做练习,不仅可以继续训练宝宝的基本运动技巧,还可以提升宝宝大脑与身体的协调性和灵活性。以此为基础,宝宝将能够掌握更加复杂的技能,如跳绳,因为这些复杂技能对腿、手、眼和身体之间的配合要求更高。

跳跃练习

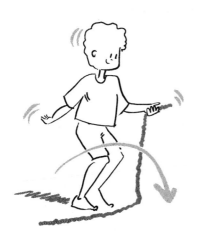

让宝宝单手抓住绳子的一端,让绳子在宝宝体前垂下,如图所示。让宝宝跳过绳子,再跳回来,注意让绳子保持不动。然后再换另一只手练习。

接着,让宝宝试着只用一只脚做前后的跳跃动作,两只脚都试一试。

然后,让宝宝用双手抓住绳子的两端,前后来回甩动绳子,双脚向前跳过绳子,也可以练习倒着跳。

视觉练习

- 随着整合的形成，这个阶段的宝宝眼睛的运动能力有了显著的提高。
- 视觉练习最轻松的体位是仰卧，这样地心引力的影响被降低到最小。因此，视觉练习要想取得最佳效果，家长要让宝宝保持直立姿势。
- 本节的练习要求宝宝不动头，用眼睛追踪移动的物体。
- 之前介绍过的视觉追踪练习，现在还是可以继续做。

视觉调节能力

家长手持一物体，缓慢地从较远处移到宝宝鼻子前仅5厘米处，然后再向远处移回。练习过程中，如果宝宝说看到重影，就暂停。还可以让宝宝自己练习，移动卡片由远及近到靠近鼻子5厘米处。

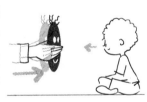

爬行练习

让宝宝在地上爬行，重点是，让他的眼睛保持追踪往前伸的那只手，头随之左右转动。

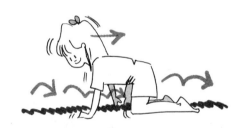

眼睛的练习每次不要超过1分钟。让宝宝击打摇动的球对于大运动和手眼协调是一个挑战。想象一下大脑中所有的技能都在不断地被强化吧，特别是近点视觉(对阅读非常重要)，眼睛和身体部位必须一起配合运动来保持平衡。

踢悬挂着的球

悬挂一个球，使其高度在宝宝的脚平面，让宝宝轮流用双脚去踢球，并且说出自己用的是左脚还是右脚。踢球的同时，踢球脚相对一侧的手臂需要往前摆动，以保持平衡(交叉式协调)。

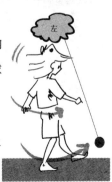

另外，在宝宝上学之前，建议家长带宝宝去医院做一个专业眼科检查。

视觉认知

这个年纪的宝宝有很丰富的想象力，并且热衷于玩"假扮"他们见过事物的游戏。宝宝的内部（通过运动）、外部的经历在脑海中得以形象化，宝宝早期识字和句子，甚至成人阅读与拼写，主要都是通过视觉认知得以实现的。

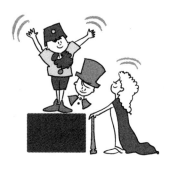

化装表演

化装表演是这个阶段宝宝的最爱。宝宝对模仿对象的认识来自家长读给他听的故事，也来自外出去商店、动物园、海滩和其他地点的经历。家长要给宝宝提供过家家的工具，例如小盒子、小房子、厨具等。

画画练习

这个阶段的宝宝，对于身体的认识加深了许多，已经可以大致画出人的形状。

当然，宝宝可能没有办法画得那么精准，但家长应该可以猜出来，他画的是什么。

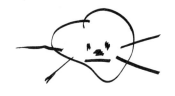

看相片识字

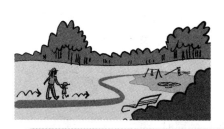

家长要注意，带宝宝出去游玩时要拍照，然后把照片结集成册，剪贴簿的一页贴照片，对面一页贴1—2个与照片相关的单词。还可以和宝宝玩图字配对或者字字配对的游戏，并且问宝宝是否还记得他去过的地方。

许多家长已经开始每天4次给宝宝做闪卡练习了。（字与图分别各在一张卡片上。字卡要为边长为20厘米的正方形，字写得大些，以便突出。）每天更换新卡，并且进行闪卡训练及配对游戏。无论闪过的是哪张图片，都会产生视觉认知活动。即使开车经常经过的食品店也会在宝宝幼小的脑海里留下深刻的印象。

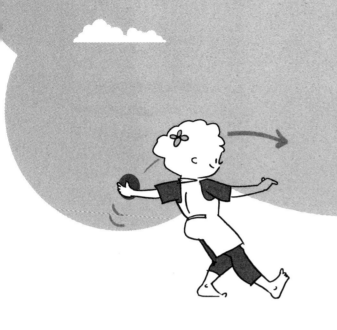

第八阶段

4岁半到5岁半

这是宝宝入学前的最后一个阶段，这个阶段练习的重心，就是要巩固前面所有阶段练习的技能，为宝宝在学校里取得成功做预备。

这些技能包括运动技能、感觉、知觉与次序性以及精细运动技能。此外，还要注意，一切基本的原始反射都得到了抑制，姿势反射都已出现。因为，残存的原始反射会对宝宝识字和其他方面学习造成困难。

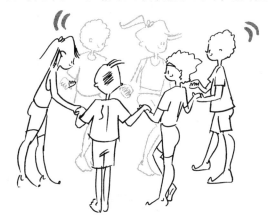

学龄前儿童需要具备的其中一个能力就是对其肌肉群的控制与运用。一个简单的站立不动，就涉及了200组肌肉，只有这些肌肉一起合作正确舒张，才能完成静止站立。再以跳绳为例，它牵涉到腿、手、眼、躯干和手臂肌肉的协调，只有全身各部位肌肉精确配合，才能完成整个动作。

其实，从还在娘胎里开始，宝宝就开始按照一个预定好的发展次序一点点的积累所有这些能力。出生以后，再经过多年的训练和学习，宝宝才掌握了这些看似简单的能力。也正因为如此，治疗儿童发育障碍和学习障碍是非常困难的一件事，需要经年累月的理疗，并且越早治疗越好。所以，防患于未然，最好的办法是从一开始就认真训练宝宝，使宝宝健康成长，避免日后出现学习障碍。这也是KindyROO等国际婴幼儿启育中心成立的原因。

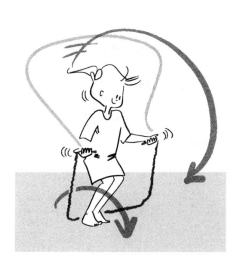

按摩：鳄鱼式／突击式

● 不要把按摩和挠痒痒弄混了，按摩应该是非常放松的。
● 鳄鱼式／突击式姿势变换和爬行是克服轻微的神经系统发育障碍以及学习和行为障碍的最有效、最简便的手段。

俯趴位按摩

让宝宝突击式俯卧，给宝宝做按摩。每次按摩时，可以变换不同的儿歌。

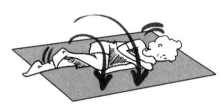

滚动练习

1.让宝宝把双手举过头顶，头部向右转，身体滚动至背部朝下。

2.让宝宝弯曲左膝，将左臂搭在右肩上，左脚蹬地，这样就翻滚到侧位了；接下来，左臂用力推地，左腿伸直，右腿弯曲用力，直到整个身子再翻回原位，面朝上躺着。慢速重复5次。

鳄鱼式／突击式姿势变换

家长可以轻声唱歌或者和宝宝说话，这样可以让宝宝放松，然后开始非常慢地进行交叉式的姿势变换。按摩后，训练宝宝以交叉式变换手臂与双腿姿势。最后，让宝宝向前爬行。先以弯曲同侧手臂与腿的姿势爬行，再练习交叉式爬行。

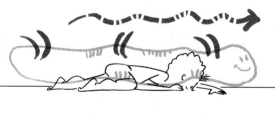

在平滑的地板上更容易突击式匍匐爬行。让宝宝在塑胶地板上爬上一段，再拉着她的脚把她拽回来，是很不错的游戏。

蠕动、匍匐爬行和手膝爬行

● 时常给宝宝读一些和动物相关的故事书。

● 挑选些蠕动、匍匐前进和四肢爬行的动物，让宝宝模仿它们的姿势。

像毛毛虫一样蠕动

这个练习要在尽可能平滑的表面上进行，比如塑胶地板。

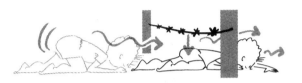

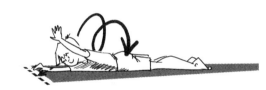

让宝宝像毛毛虫一样先移动一侧身体再移动另一侧，移动速度要很慢并避开障碍物！然后，练习连续地滚动，滚动时眼睛注意地板的边缘。

模仿动物是极好的感官刺激训练，因为模仿涉及多种感官共同作用。让宝宝模仿兔子跳跃，双臂一起同时向前，然后双腿同时向前蹬跳，能帮助宝宝区分下半身和上半身，并使下半身和上半身先后得到训练。

模仿兔子

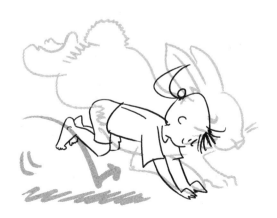

让宝宝蹲下来，模仿兔子的样子跳动。首先，双手并拢，一起向前移动，然后，双脚往前跳动。这被称为手足跳跃。

翻跟斗、摇晃、摇荡

- 前庭系统对宝宝的肌肉张力和运动能力有很大影响，这一点已经广为人知。
- 肌肉张力对于抑制原始反射和神经系统的发育至关重要。
- 在内耳前庭功能发育上落后的宝宝在维持体态和保持平衡方面会有困难。
- 内耳神经受到刺激的感觉是很舒服的体验，宝宝很喜欢这种感觉，所以家长可以多多鼓励她进行此类的运动。

前滚翻、摇荡、旋转

让宝宝在垫子上做前滚翻，完成一个前滚翻后站立起来。要确保她的头颈是向内收到胸前的。切记不可以用头做着力点，这会让孩子颈部受伤。

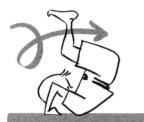

可以让宝宝试着做带助跑的前滚翻站立。

借助吊环、秋千和绳索等工具，让宝宝做摇荡与旋转训练。

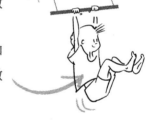

摇晃身体

让宝宝蹲下，通过蜷曲身体向后摇晃。摇晃过程中，双脚在脚腕处交叉，用手臂将弯曲的双膝抱在胸前。

翻过之后，训练宝宝前后摇晃身体，重复数次。

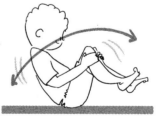

摇晃身体对宝宝的神经系统发育有很好的刺激作用。前后双向摇晃身体不是一个简单的动作，特别是往前晃时，可能需要家长在孩子的后脑勺加一把劲。充足的内耳前庭刺激是宝宝肌肉和平衡感发育以及视觉追踪能力和运动计划能力发展的前提条件。

平衡练习

准备一块1.5米长、4.5厘米宽、9厘米厚的平衡木。可以把平衡木平放在地面上，也可以在平衡木的两端分别垫上一两本书。

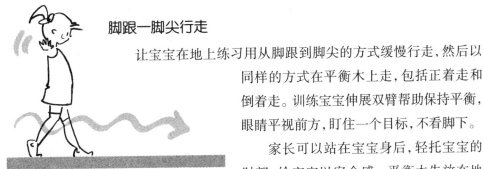

脚跟—脚尖行走

让宝宝在地上练习用从脚跟到脚尖的方式缓慢行走，然后以同样的方式在平衡木上走，包括正着走和倒着走。训练宝宝伸展双臂帮助保持平衡，眼睛平视前方，盯住一个目标，不看脚下。

家长可以站在宝宝身后，轻托宝宝的肘部，给宝宝以安全感。平衡木先放在地上，然后渐渐垫高。

这个练习要重复5次。

这个阶段的宝宝已经学会享受平衡的乐趣。家长们会发现，宝宝在外出时，会喜欢在人行道的边缘和花坛边上行走，试着练习平衡自己的身体。在宝宝运动中，她会运用其平衡能力并保持其体态，同时伴随运动计划，探索、操纵、观察、描述并理解她周围的世界，如此，她大脑中的神经通路将会得到巩固和延展。

交叉式行走——平衡板练习

让宝宝站在一块方形平衡板上，两边晃荡，当身体倾斜到右侧时，让宝宝左臂伸直，手指指向右侧地面上的某个目标，然后反过来练习另一侧身体。重复5次。

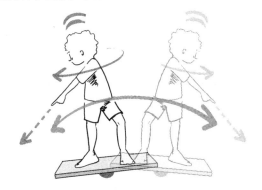

蹦床练习

- 如果之前没有接触过类似的蹦床练习,可以从本书第134页提到的基本蹦床练习做起。
- 可以让宝宝先在地上做,熟练以后,再上蹦床。
- 注意严格遵守前面章节提到过的安全准则。详见本书第111页。

> 这个阶段可以增加更多带有次序性的口令与活动。蹦床练习的好处很多,能够锻炼平衡感、单侧身体运动能力、身体意识、空间意识、肌肉和韧带的神经末梢、动作控制以及手眼配合。

带有顺序的指令

1.跳3下,停,再跳4下,停。

2.跳3下,停,再跳6下,停。

这样的指令带有顺序。家长可以按照宝宝的能力,增减指令的难度,以保证宝宝能够完成。

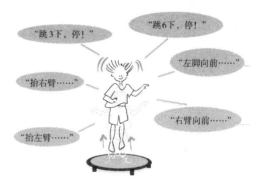

"跳3下,停!" "跳6下,停!" "左脚向前……" "抬右臂……" "右臂向前……" "抬左臂……"

蹦床练习主要是训练宝宝的四肢技能、交叉式协调慢跑与走正步,还可以加入转体90度和180度弹跳。记住,往右转体时,要挥动右臂,往左转体要动左臂。尝试较复杂的指令,比如让宝宝同时抬右臂和左腿跳起。根据宝宝的能力,变换口令次序。

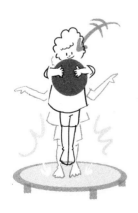

运动和思考

在宝宝跳动时,家长可以向宝宝扔一个球,让宝宝边跳边接住,再以低手投球的方式扔给家长。注意,要保证宝宝在跳动时并拢双腿。

总之,家长要注意在宝宝练习跳动时融入些需要用到脑子的游戏,比如唱歌、数字游戏、记忆力游戏和其他智力小游戏。

交叉式协调练习

交叉式协调运动刺激两侧大脑协调运作，而这种运动对于孩子们将来的学习能力和社交能力都是非常必要的。这是作为成人所具备的保持平衡运动的基本模式，并为发展更多的技能提供条件。

交叉式匍匐爬行

这个阶段的宝宝，每天至少需要做5分钟交叉式匍匐爬行练习，然后，还要在以下几组练习中任选两组做，每天共练习3分钟。

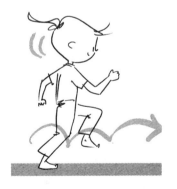

● 交叉式协调投掷练习。

● 随着音乐的节拍双手交叉拍打双膝。

● 交叉协调走正步练习，前后摆动双臂。例如正步走去便民店。

● 弯腰，交叉摸自己的脚趾。

● 行走过程中用左手指向右脚趾，右手指向左脚趾。

● 交叉式协调跨栏练习。

● 交叉式协调慢动作的奔跑。

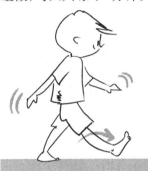

蹦蹦跳跳

蹦跳练习的基础是随着节奏两脚交替地跳动，以及双侧脑半球的协作能力（每个脑半球实际控制的都是自己相反那一侧的身体）。绝大多数宝宝都喜欢蹦蹦跳跳，经常会不自觉地那样跳来跳去。蹦跳时要能够保持身体平衡，并且摆动双臂，呈交叉式协调。

交叉式协调运动可以激活连接大脑两个半球的神经通路，从而训练身体的两侧更协调、更平衡地共同工作，提高身体的运动效率。从2岁半开始直到成年都会经常用到交叉式协调能力。

有氧舞蹈

● 有氧运动能增强人的心脏向身体其他部位供氧的能力。

● 运动与舞蹈都要进行，而且，对于这个阶段的宝宝，这都不是太难的项目。市面上有很多有氧舞蹈的音乐CD卖，家长选购时要注意其内容不要太难、动作不要太快，不要超过宝宝的运动计划能力。

● 蹦跳是很好的有氧练习。所有学龄儿童都应该学会蹦跳。如果男孩子们到了上学的年纪还没练习过蹦跳动作，那么他们就错过了这项内耳前庭刺激训练。

舞蹈练习

选用一段大约3分钟的舞蹈或有氧运动。最好是有点难度的。耐心等待宝宝完全掌握这段舞蹈的动作，再换一种舞蹈。

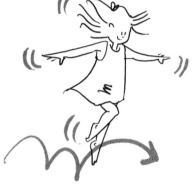

两周后换新的舞蹈或运动。

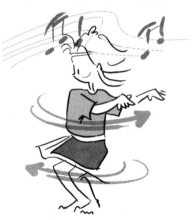

儿童电视节目里也会有很多关于舞蹈、音乐和运动的内容。但仅看电视上的人运动是不够的。家长应该鼓励宝宝跟着适合其年龄的电视运动节目一起做运动。

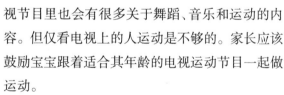

所有的舞蹈练习和运动都有促进宝宝听觉、运动计划能力和语言能力发展的功用，特别是那些带有节奏快慢变化、有很多动作口令的舞曲，如飞到高处、飞到低处……这就又包含了视觉认知能力的锻炼。每次跳完舞，家长要引导宝宝做深呼吸，平复过快的心跳。

古典音乐的熏陶

科学家研究表明，莫扎特、海顿和维瓦尔第的音乐作品里特有的音乐结构，经过现代电子乐器强化后，能够对宝宝的内耳产生特别好的"微按摩"效果。用这些被特别处理与收录的音乐来治疗，被称为声音疗法。声音疗法所用的音乐对于很多问题人群都有作用，包括听力障碍儿童。现在能够找到许多这样的音乐，并且有专门针对婴幼儿设计的。

> 很多巴洛克风格的古典音乐CD都能够让宝宝放松，促进宝宝的听力发育，潜移默化地提升宝宝的学习能力。科学研究证实，从婴儿期开始便聆听巴洛克音乐，就能够给宝宝的大脑发育提供很好的滋养。有些音乐令人聚精会神，有些有舒缓作用，有些则让人激动。

放松

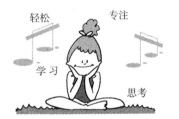

当宝宝在听舒缓的音乐时，家长可以通过数数来指导宝宝做深呼吸。鼓励宝宝去聆听她身边的声音。还可以和宝宝讨论，哪些声音比较吵，哪些声音比较柔。

听觉辨别练习

可以在宝宝休息的时候做听辨练习，看看宝宝能不能辨识出钥匙晃动的声音、钱币碰撞的声音、椅子在地面滑过的吱吱声、手指敲打铅笔的声音、撕碎一张纸的声音。

还可以蒙上宝宝的眼睛或叫宝宝闭上眼睛，在房间的各个方位摇铃铛，让宝宝用手指指出声音的来源。

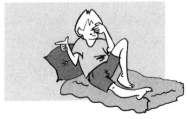

还可以让宝宝趴下，成交叉式匍匐爬行姿势，家长说出各种水果、蔬菜或是家具等物品的名称，让宝宝每次听到不同的物品名称就换一个姿势。

组建一支家庭乐队吧！

节奏棒、沙槌、刮声器、摇铃以及其他各种自制的发出声响的物件，都可以提供很多乐趣——也是学习！

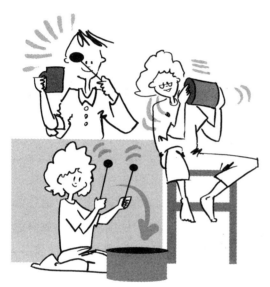

沙槌、摇铃、刮棒、鼓槌

宝宝很小的时候玩过沙槌和摇铃了，还可以把冰激凌桶倒扣过来做成鼓，找两把木勺做鼓槌，这些都是很好的乐器。在宝宝使用乐器前，先通过拍手的方式熟悉音乐节奏。刮棒则可以用塑料管，弯成一个圆圈，接口处用木塞连接制成，也可以就用一条直的塑料管，用一根木棍刮擦。表面有纹路的塑料管发出的声音尤其响亮。

事实上，任何能发出声响的物品都可以拿来用作家庭乐队的乐器。家长可以让宝宝来扮作乐队的指挥，鼓励她像明星一样，在双手中抛来抛去，或是灵活地转动。当然，做这些动作需要一些练习。

对节奏的感知是培养协调性的重要方法，也是所有动作的基础。节奏感也是宝宝在上学前必须学会的能力之一，对于她的全面发展有着深远的意义。节奏感其实就是时间意识：速度、节奏、时机的把握。家庭乐队的排练时间是一家人其乐融融的好时光。

节 奏 棒

灵敏的运动计划能力、色彩认知能力、动作顺序意识以及手指的灵活性都可以在节奏棒的练习中得到强化。

> 如果宝宝的大脑整合够好，那么做单侧肢体的动作时，另一侧身体应该能够保持纹丝不动。不过，发育的速度因人而异。节奏棒能够锻炼到很多种动作和技能，从最简单的到非常难的，宝宝的节奏感、协调性、灵活度和平衡感都能得到锻炼。

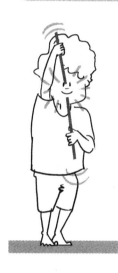

拍打反侧身体部位

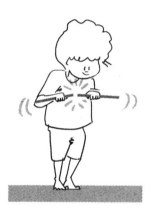

让宝宝直立，两只手各拿住一根颜色相同的节奏棒。如图，在水平的位置让两根棒子带颜色的一头互碰4次，然后单手用棒子去拍打身体另一侧的脚趾4次，再把棒子立起来，在垂直位置互碰4次。

还可以让宝宝再将棒子带颜色的那一头互击4次，然后用左手棒敲击右手，再交换。重复5次。

可以让宝宝击打不同的身体部位。

这个练习需要快速地做。

手指爬行练习

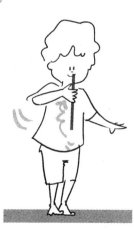

让宝宝双手各持一根节奏棒，摆成水平状。让宝宝只用手指，转动手中的棒子，先双手同时做，再练习单手转动，注意，未练习的那只手要保持静止不动。

然后，让宝宝双手各抓住一根棒子，呈垂直状，用手指从棒子的底部"爬"到顶端，两只手轮流做，未运动的那只手要保持静止不动。

豆袋练习

豆袋是一个适合锻炼多种技能的教具，特别是手眼配合、平衡感、身体意识、视觉追踪和单侧身体运动的计划能力。

这些练习实际上并不容易，如果宝宝一时无法完成，就改为两只手左右来回抛豆袋，让豆袋在两手间往返。逐渐加大两手间的距离。

放抓豆袋练习

让宝宝直立，双手上下分开，一只手高过头顶，并松开手中的豆袋，让下面的那只手接住，看宝宝能在多大的范围内接住豆袋。向上抛豆袋，用双手抓住，然后用单手接，先右后左。

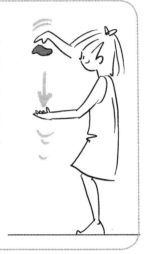

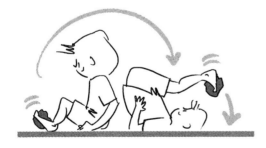

夹着豆袋翻滚

如图，让宝宝坐在地上，双脚紧紧夹住一个豆袋，然后抬起腿，往后仰，直到脚可以接触到头后面的地面，然后再回到最初的位置，并保持豆袋不从双脚中掉下来。

再一次后仰，这次，让宝宝松开脚，把豆袋留在身后，然后回到最初的坐姿。再一次倒下，这一次，让宝宝用脚夹起刚才放下的豆袋，并回到坐姿。

球类练习

运球的动作要领是，不要抓住球，而是运用手指尖将向上弹起的球推回地面。拍球练习应该使用中等大小的球。

> 投掷和接球需要非常精确的时机把握，良好的空间意识以及手指、手臂和眼睛的协调运动。本节只列出了几种用球进行练习的方式，家长可以继续开发更多的方式。球类运动对于感觉运动刺激尤其有效。家中要常备不同型号的球。

投掷、拍球、接球、滚球

令宝宝把球往地上用力砸，弹向家长，家长把球推回宝宝那边，让宝宝伸手接住。多试几次。另外，让宝宝在房间里运球走，边拍边走。还可以把一把梯子平放在地上，宝宝拍球时，让球在梯杠之间的小块空地上颠动。还可以让宝宝两腿分开，弯下腰，双手控制球在两腿间沿8字轨迹滚动。

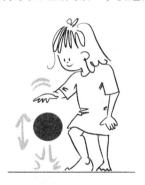
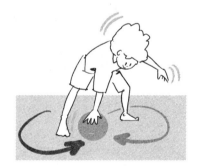

举臂过肩交叉式投掷动作

让宝宝手持一个网球大小的软球，练习完整的投掷动作。先是将投掷手抬起、屈肘，让球贴近同侧耳朵，然后相对一侧的脚向前迈一步，再挥动整只手臂将球投给家长。并且提醒宝宝估算与对面家长间的距离，训练她用适当的力量把球正好扔到家长那里。

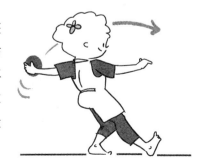

呼啦圈练习

呼啦圈是体育课的常用器械，它们可以让宝宝的身体受到良好的感官刺激。每个有宝宝的家庭都应该备上几个呼啦圈。

跳呼啦圈

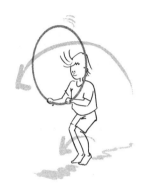

家长为宝宝示范用跳绳的方式跳呼啦圈的动作。然后让宝宝手持呼啦圈，让呼啦圈下缘垂在双脚前面一点点，跳过去，将呼啦圈往后绕过头顶，转过一周，翻到体前原来的位置。让宝宝试着连续地这样跳。

跳房子

如图所示，将呼啦圈摆成跳房子的图阵，如果找不到那么多呼啦圈，就用粉笔在地上画一个房子吧！

让宝宝向第一个圈中投掷石头，单脚或双脚跳进圈内捡起石头，然后跳出去。

依次在每个圈中做相同的动作，跳过所有的圈回到起点，然后再将石头投入下一个圈。遇到两个圈并排时，则先跳进一个圈，然后再跳入相邻的另一个圈。如果她没有将石头掷入圈中，或者在跳跃中失去平衡，则游戏结束。

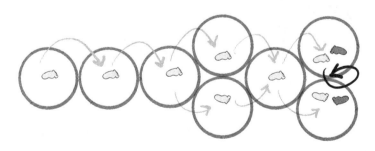

呼啦圈是每个人童年的一部分，滚、跳、玩。而像跳房子这样的游戏可以通过对平衡能力、跳跃、运动计划能力、节奏感、顺序性、肌肉张力和感觉的刺激，发展更多的大脑内部连接。和其他宝宝一起玩，让宝宝懂得了排队、轮流的概念。

绳索练习

绳子可以做许多有趣的练习，如双脚跳、单脚跳、平衡和眼／脚训练。

拔河是很好的练习，对宝宝手臂肌肉张力的加强尤为有益。

使用绳子进行练习时，家长要严密监督，保护宝宝的安全，可能的话，使用羊毛材质的绳子最好。绳梯对于这么大的宝宝是有一定挑战性的。

本节的练习涉及不同的空间位置变化，对于宝宝的大脑发育很有帮助。

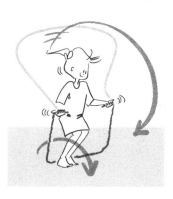

跳绳练习

这个阶段的宝宝可以学习跳绳了。让她双手各握住绳子的一端，将绳子置于脚后方，再绕过头顶，然后双脚跳起，在绳子碰到脚尖前将绳子绕到脚后。这个连续性的动作需要不断重复，逐渐加快绳子挥动的速度。

另一种跳绳

家长蹲下，左右摇摆一根绳子，让宝宝在绳子接近脚的时候跳起，而不可以让绳子碰到脚。也可以拿一根2.5米长的绳子，在绳子的一端系上一个球或重物，家长抡动绳子画圈，让宝宝在绳子转到脚下时适时跳起。

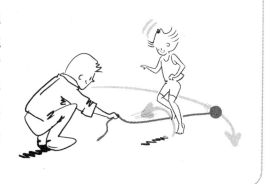

视觉练习

手眼配合需要很多重复性的练习,这些练习可以巩固脑中的神经通路,这对于宝宝的发育是很重要的。

睁开眼的滚动练习

让宝宝俯卧在地上,双手上举、身体伸直,就像一支铅笔一样。让宝宝的视线与地毯边缘保持水平,在她翻滚的时候,要求她盯着地毯边缘,并保持身体笔直。您也可以用滚动的球作为她翻滚时注视的目标。

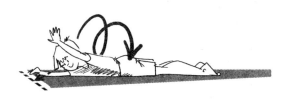

在大运动中加上手眼配合练习对宝宝是个挑战。让宝宝估算球的运动轨迹来用脚去踢它,并且,同时还要做些手上的动作,这需要非常强大的肌肉控制力和运动计划能力。想想都有哪些技能在大脑中发展。

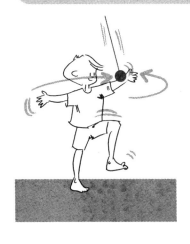

摆动球练习

在房间里悬挂一个球,让球处于宝宝眼睛的高度,令宝宝用两只手轮流击打球,击打的同时抬起击打手的同侧膝盖。然后,换成抬起击打手的反侧膝盖。

再把球放低,让宝宝用两膝轮流碰球,并同时往前挥动击球腿的同侧手臂,然后,换成挥动反侧的手臂。

再把球放低一些,让宝宝用双脚去轮流踢球,并同时让击球侧的手臂指向球。

这些练习每个重复10次。

注意:宝宝入学前很有必要进行视力检查。

视 觉 认 知

● 视觉认知能力是通过感觉运动经验来发展的。

● 数数、图文辨认和一些运动练习(例如骑自行车)，都需要很好的视觉认知能力。

视觉认知练习

让宝宝模仿一种动物的动作，家长猜是什么。

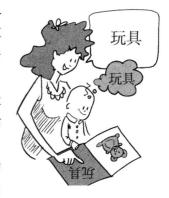

读故事

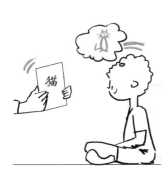

和宝宝一起读她最喜欢的小故事，一边读，一边用手指向正读到的字。

宝宝是通过大量接触和重复来学习的。

市面上有一种DVD，里面有人声朗读故事，同时放出字幕，字幕下方还有下划线指示读到哪个字了，宝宝可以通过这样的产品进行重复性视觉练习而起到学习的效果。

配对练习

拿出收集宝宝去过地方的相册或剪贴簿，让宝宝从相册中找出与字卡对应的相片，玩字图配对游戏。做这个练习的时候，宝宝需要理解文字，并在脑中重现过去的经验。注意要不时更换新的照片和对应字卡。还有，不要问宝宝，这个字是什么；只要读出字卡上的字，让宝宝选出对应照片就好了。还有，千万别把图片和字贴在同一张卡片上。

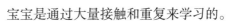

等宝宝适应这样的练习了，就可以让她开始学习初级的识字课本了。直到识字课本里的所有字图都用闪卡练习过后，再把课本交给宝宝。每天做4次闪卡练习，每闪一张卡片用1秒钟，共7张闪卡。闪卡用平整的边长为22厘米的正方形硬纸板制作。每天用一张新闪卡取代一张旧的。准备3—4张曾经用闪卡练习过的字卡，和孩子玩些文字游戏。

附录：儿歌

书中有些运动是配乐进行的，比如跳舞或是节奏训练，现在市面上有很多幼儿运动的歌谣或是乐曲，家长们可以任意选购。在网上也可以搜索到一些免费的音乐资源，下面就列出一些常用的儿歌，以供参考。本书中所用到的英文歌曲则可以在KindyROO网站下载。

分果果	拍皮球
坐火车	跟我这样做
跳绳歌	花皮球荡秋千
翻绳谣	身体歌
小雪花	我爱我的小动物
小青蛙	下雨了
吹起小喇叭	采蘑菇的小姑娘
两只老虎	丢手绢
找朋友	摇啊摇，摇到外婆桥
唐僧骑马咚哩个咚	小兔子乖乖
太阳雨	小老鼠，上灯台
布娃娃	新年好
小鸭子	小红帽
桃花娃娃	我的小绵羊
我们都是好朋友	两只小象

参 考 文 献

Aoki, C. and Steketvitz, P., 'Plasticity in Brain Development', *Scientific American* 259(6), 56–64, 1988.

Amheim, D.D.and Sinclair, W.A., *The Clumsy Child* (second edition), St Louis, C.V.Mosby, 1979.

Ayres, A.J., *Sensory Integration and Learning Disorders*, Los Angeles, Western Psychological Services, 1974.

Bakker, R.D.J., *Neuropsychological Treatment for* Dyslexia, Oxford, Oxford University Press, 1990.

Bérard, G., *Hearing Equals Behavior*, Connecticut, Keats Publishing, 1993.

Berthoz, Alain, *The Brain's Sense of Movement*, Boston, Harvard University Press, 2000.

Blythe, S.A.Goddard, *The Well Balanced Child*, Hawthorne Press, 2004.

Cade, R., Research on *Autism and Schizophrenia*, Florida, University of Florida, 1998–1999.

Campbell, D., *The Mozart Effect*, New York, Avon Books, 1997.

Chandler, E.H., *The Shape of Intelligence*, London, Allen & Unwin, 1970.

Delacato, C. H., *The Diagnosis of Speech and Reading Problems*. Springfield, Charles C.Thomas, 1970.

Delacato, C. H., *The Ultimate Stranger, Your Autistic Child*, New York, Doubleday, 1974.

Dengate, S., *Fed Up*, Sydney, Random House, 1998.

Doidge, Norman, *The Brain that Changes Itself*, Melbourne, Scribe Publications, 2007.

Domain, R., ' The Philosophical Core ', in *The Listening Program*, Philadelphia,

Advanced Brain Technologies, 1999.

Doman, G., Doman, D. and Hagy, B., *How to Teach your Child to be Physically Superb*, Philadelphia, The Better Baby Press, 1988.

Epstein, H.T., 'Stages in Human Brain Development', *Developmental Brain Research* 30, 114–119, 1986.

Ganong, W.F., *Review of Medical Physiology*, Englewood Cliffs, Prentice Hall, 1987.

Gesell, A., *Infant Development*, Connecticut, Greenwood Press, 1952.

Getman, G., *How to Develop your Child's Intelligence*, Los Angeles, Optometric Extension Program Foundation, 1995.

Glascoe, F.P., 'The value of parents' concems to detect and address developmental and behavioral problems', *Journal of Pediatrics and Child Health* 35 (1), 1–8, 1999.

Goddard, S. A., *A Teacher's Window into a Child's Mind*, Eugene, Fern Ridge Press, 1996.

Healy, J.M., *Endangered Minds*, Touchstone, Simon & Schuster, 1990.

Held, R., 'Plasticity in Sensory Motor Systems', Readings from *Scientific American*, 1965.

Holt, T.K.S., *Child Development*, Oxford, Butterworth and Heinemann, 1993.

Ibuka, M., *Kindergarten is Too Late*, London, Sphere Books, 1977.

Kandell, E.R., Schwartz, J.H. and Jessell, T.M., *Principles of Neural Science* (third edition), Connecticut, Appleton & Lange, 1991.

Klosovskii, P. N., *The Development of the Brain and its Disturbance by Harmful Factors*, Oxford, Pergamon Press, 1963.

Krebs, C., *A Revolutionary Way of Thinking*, Melbourne, Hill of Content Publishing, 1988.

Levine, S., 'Stimulation in Infancy', *Scientific American 7*, 55–61, 1960.

Le Winn, E. B., *Neurological Organization*, Springfield, Charles C. Thomas, 1965.

Maduale, P., *When Listening Comes Alive*, Canada, Moulin Publishing, 1994.

McCain M. N., Mustard, J. F. and Shanker, S., *Early Years Study 2: Putting Science into Action*, Toronto, Council for Early Childhood Development, 2007.

Morris, D., *Baby*, London, Hamlyn, 2008.

Nash, M., 'Fertile Minds', *Time Magazine*, 149 (5), 36–46, 1997.

Piaget, J., *The Origins of Intelligence*, International University Press, 1969.

Pretchl, H., 'General movement assessment as a method of developmental neurology: New paradigms and their consequences', *Developmental Medicine & Child Neurology* 43(12), 836–842, 2001.

Sassé M. K.K., *If Only We'd Know* (fifth edition), Melbourne, Toddler Kindy GymbaROO, 1990.

Sassé M. K. K., *Tomorrow's Children*, Melbourne, Toddler Kindy GymbaROO, 2002.

Sheridan, M. D., *From Birth to Five Years*, Melbourne, ACER, 1973. (Revised and updated by M. Frost and A. Sharma, 1997.)

Shore, R., *Rethinking the Brain*, New York, Families and Work Institute, 1997.

White, B., *Raising a Happy Unspoiled Child*, Simon & Schuster, New York, 1994.

Williams, J., 'Helping parents help their children: an innovative Australian program.' *American Academy of Pediatrics Behavioral and Developmental Newsletter* 16 (1), 18–19, 2008.

索　引